長《なが》湯《ゆ》温泉の療養施設「クアパーク長湯」

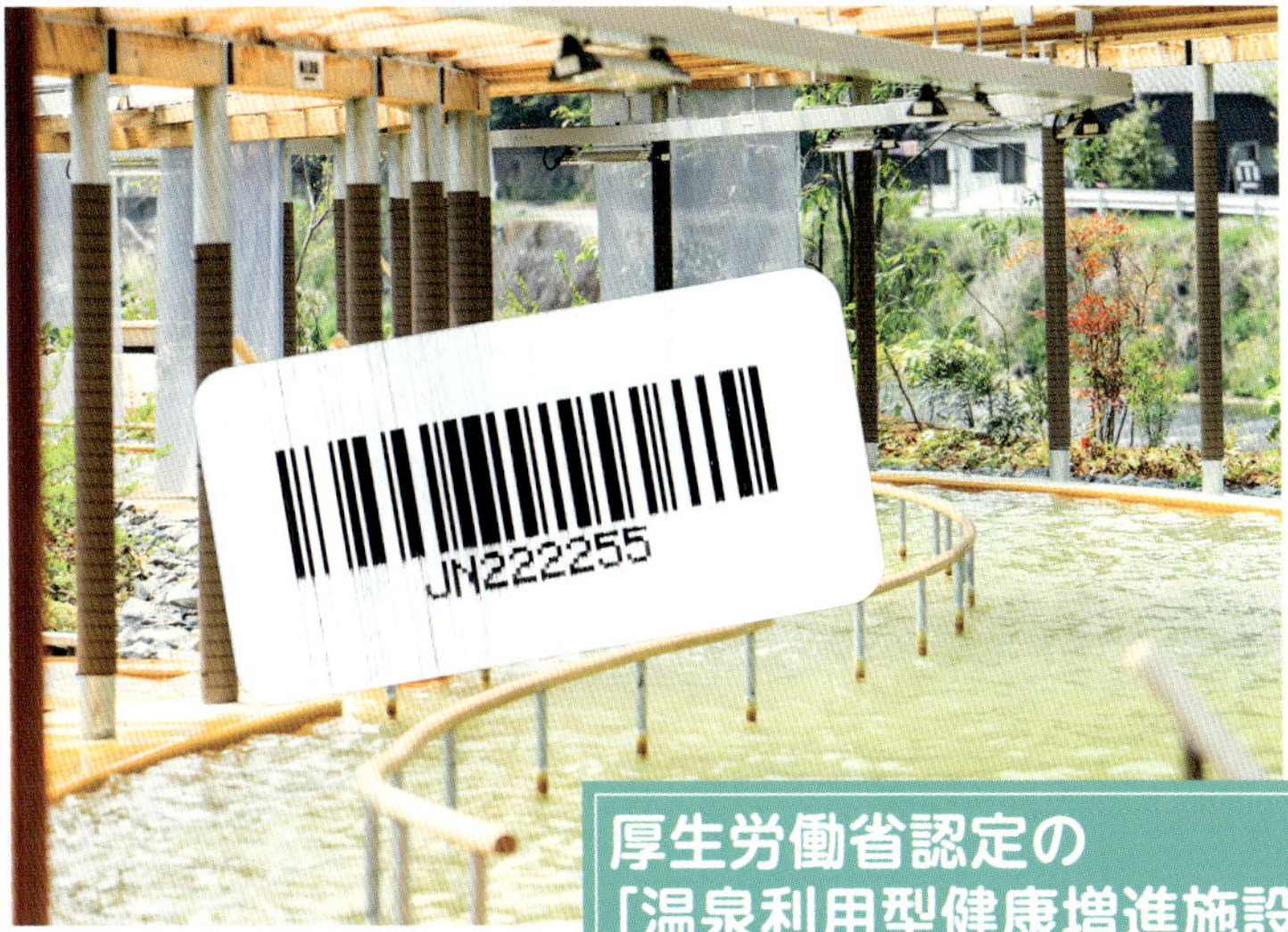

厚生労働省認定の「温泉利用型健康増進施設」

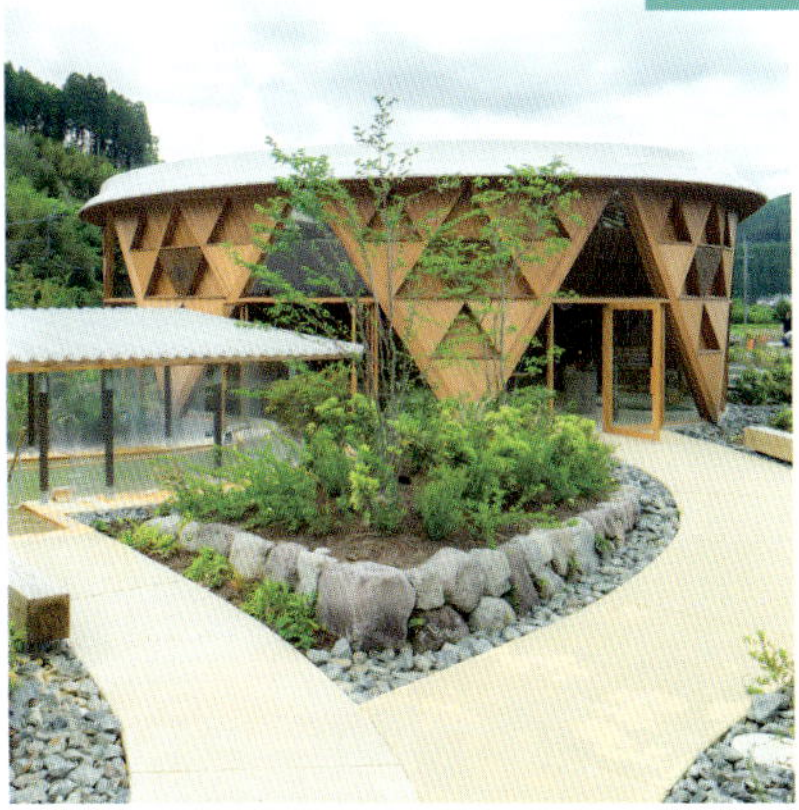

長湯温泉（竹田《たけた》温泉群）は2016年度温泉総選挙「健康増進部門」の第1位に輝き、温泉施設「御前《ごぜん》湯《ゆ》」、運動施設「竹田市直入《なおいり》B&G海洋センター体育館」、温泉療養複合施設「クアパーク長湯」が温泉利用型健康増進施設として認定を受けている。写真左はクアパーク長湯の温泉棟。水着着用で楽しむ往復100mの歩行湯（写真上）が備えられ、重炭酸温浴をしながらゆったりと運動することができる。

特許27件の発明品「純正重炭酸温浴剤」で家庭のお風呂が長湯温泉の泉質に！

純正重炭酸温浴の効果と改善データ

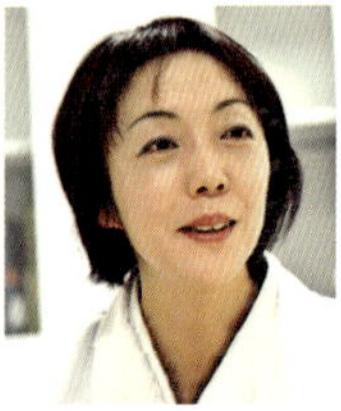

著者
奴久妻 智代子先生

東京TMクリニックで温浴指導をしながら、全身温熱療法の研究も行っています。ここで紹介するのは、純正重炭酸温浴による効果や改善データの一部です。血流が促進されて体温が上がること、血液の状態がよくなること、毛細血管が再生されることなどがわかると思います。アトピー性皮膚炎の改善症例も紹介しています。

● 2週間継続するだけで体温が上昇

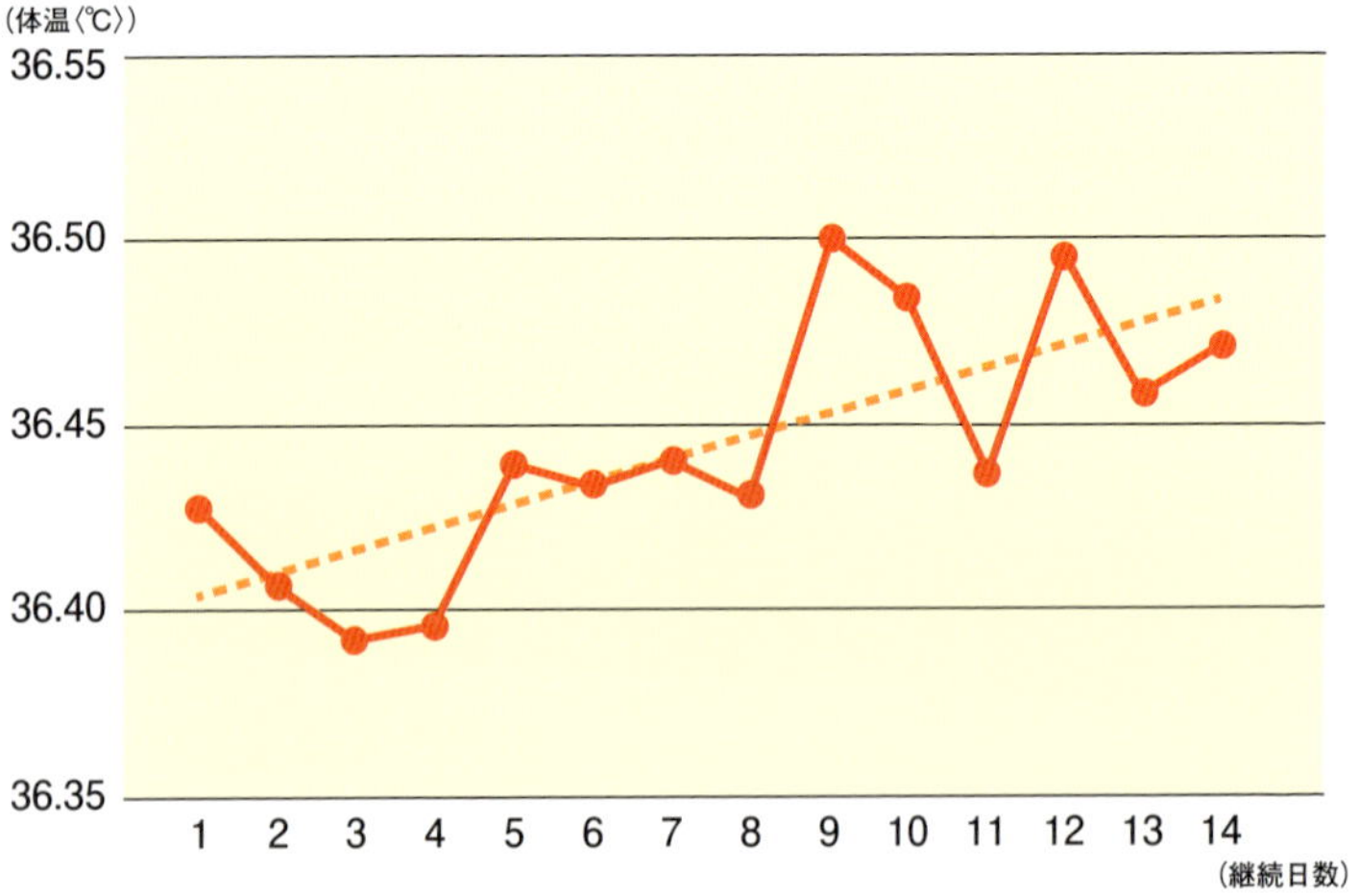

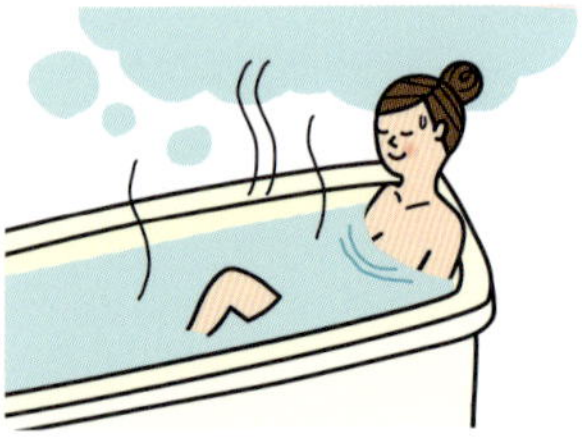

126人の方を対象に、1日30分、ぬるめの純正重炭酸温浴を推奨した結果、平均体温は右肩上がりで上昇しました。すべての不調と病気の根底に低体温があります。不調の解消、あらゆる病気の予防・治療にはまず体温を上げることが大切です。

●体温が上がると血液も元気に！

純正重炭酸温浴、60分前後の血液の暗視野顕微鏡観察

【60代・男性】

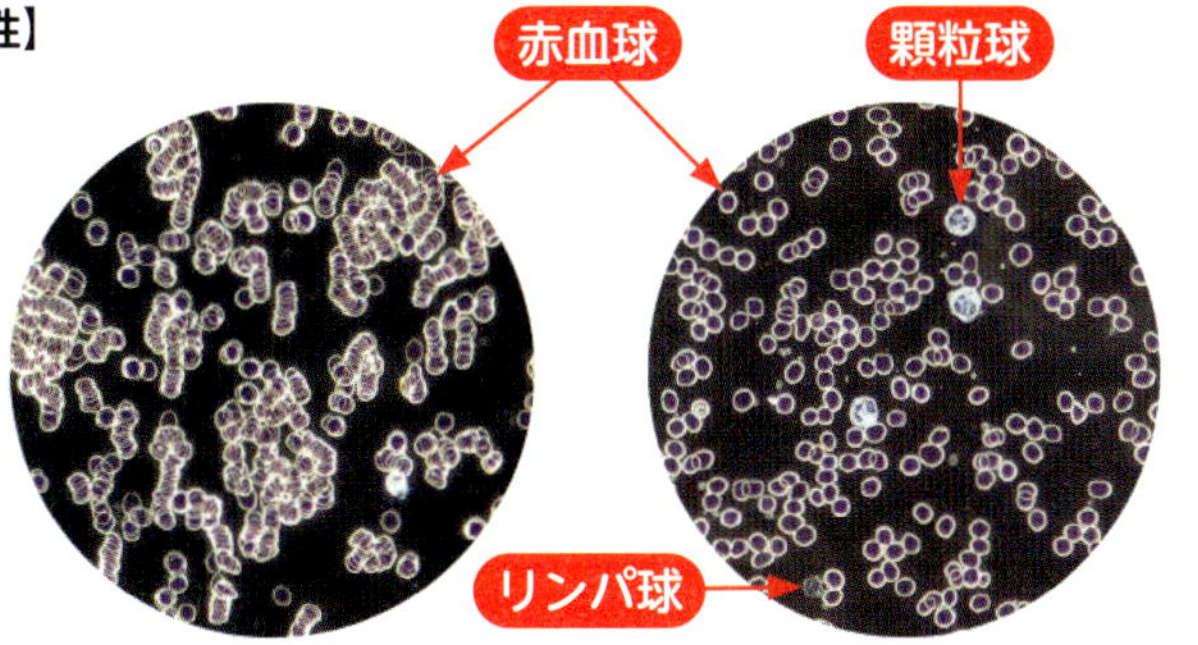

深部体温	温浴 37.0℃	温浴後 39.0℃

【50代・女性】

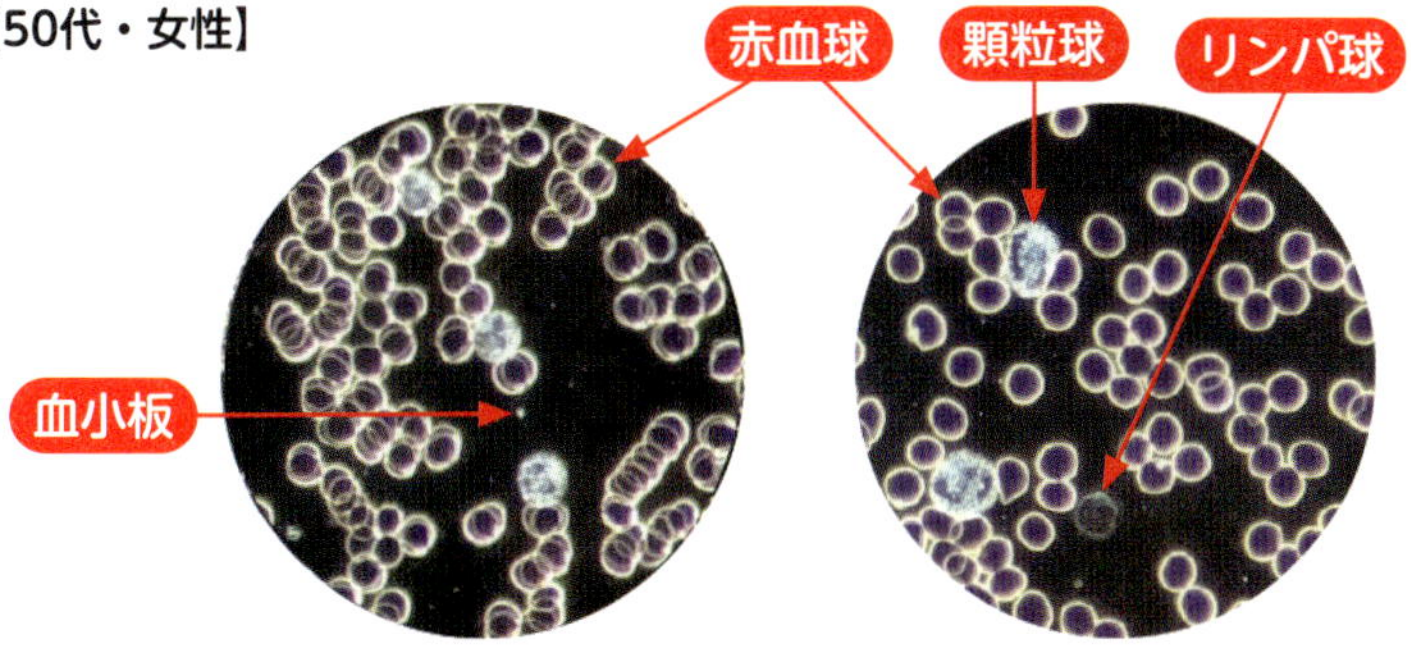

深部体温	温浴 37.5℃	温浴後 39.0℃

上の写真は、純正重炭酸温浴前後の血液です。温浴前には赤血球が複数連なった「連銭形成」状態。毛細血管は赤血球1個がやっと通るくらいの細さですから、このままでは毛細血管を通って細胞に酸素を運ぶことができません。温浴後には赤血球が独立した良好な状態になっているだけでなく、免疫細胞である「顆《か》粒球《りゅうきゅう》」のサイズが大きくなり、「リンパ球」の表面が少しキラキラ、トゲトゲしています。異物から体を守る免疫細胞も活発に働くのです。

●高齢者の血管の健康維持

①健康的な若者の毛細血管

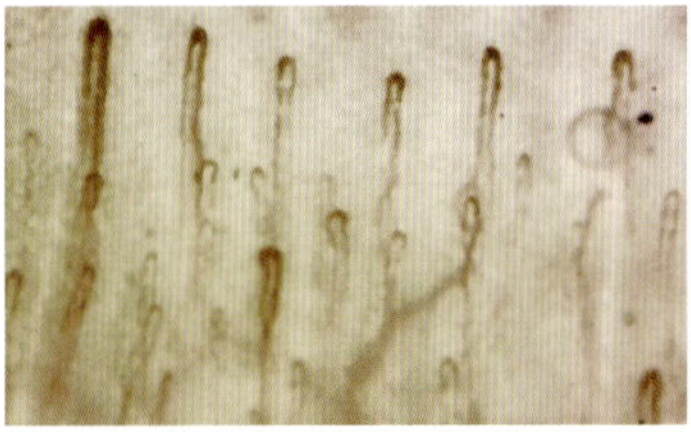

①は血管の形状・血流速度が良好な状態です。②は老廃物が多く疲労、血管も短く、新陳代謝が悪い状態です。③は、血流速度は少し遅めですが、血管の形は良好です。毛細血管は新生機能を備えますが、重炭酸温浴は毛細血管の再生にも有効です。

②普通の高齢者79歳の毛細血管

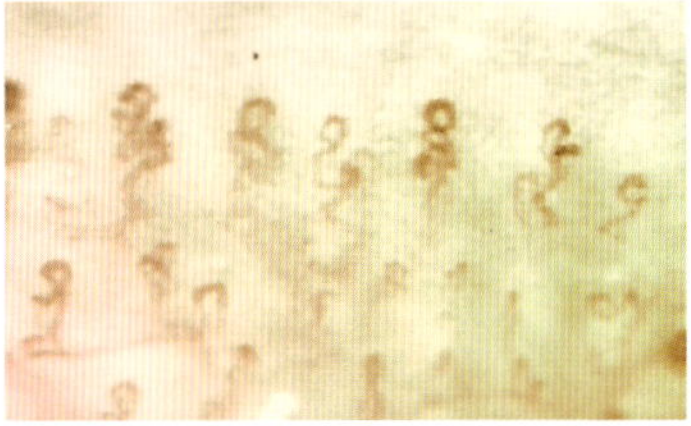

③純正重炭酸温浴を日課にする79歳男性の毛細血管

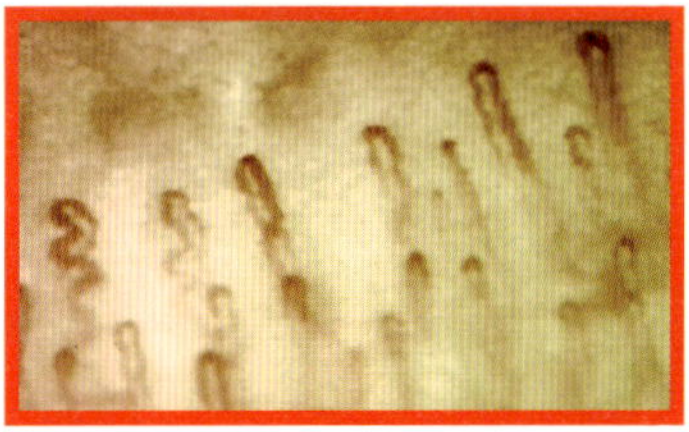

●純正重炭酸温浴によるアトピー性皮膚炎改善効果

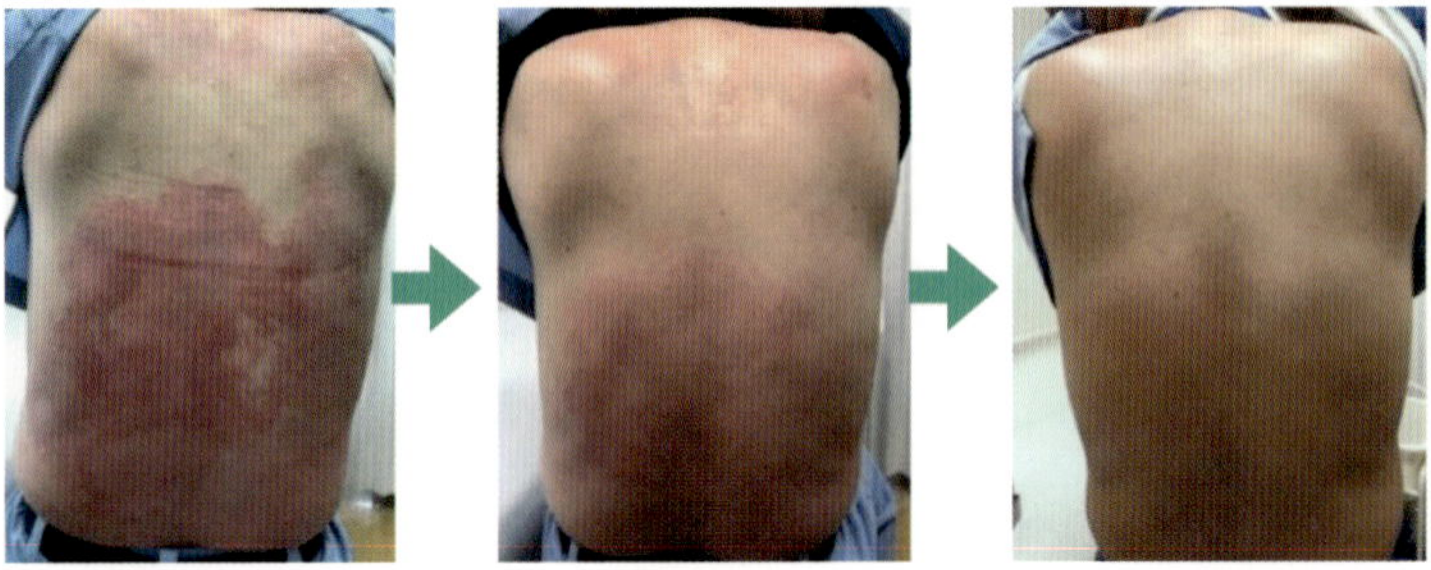

純正重炭酸温浴前　4週間後　8週間後

統合医療センター福田内科クリニック（島根県松江市）、福田克彦氏提供

純正重炭酸温浴を継続することで、どんな治療も効果がなかった方の皮膚の状態が劇的に改善した例です。純正重炭酸温浴には免疫のバランスを整える効果があり、また、純正重炭酸温浴剤にはアトピー性皮膚炎を悪化させる水道水の残留塩素を除去する作用もあります。

すべての

塩素・石けん・シャンプー

病気はお風呂で作られる!

純正重炭酸温浴のススメ

著／医学博士 奴久妻 智代子

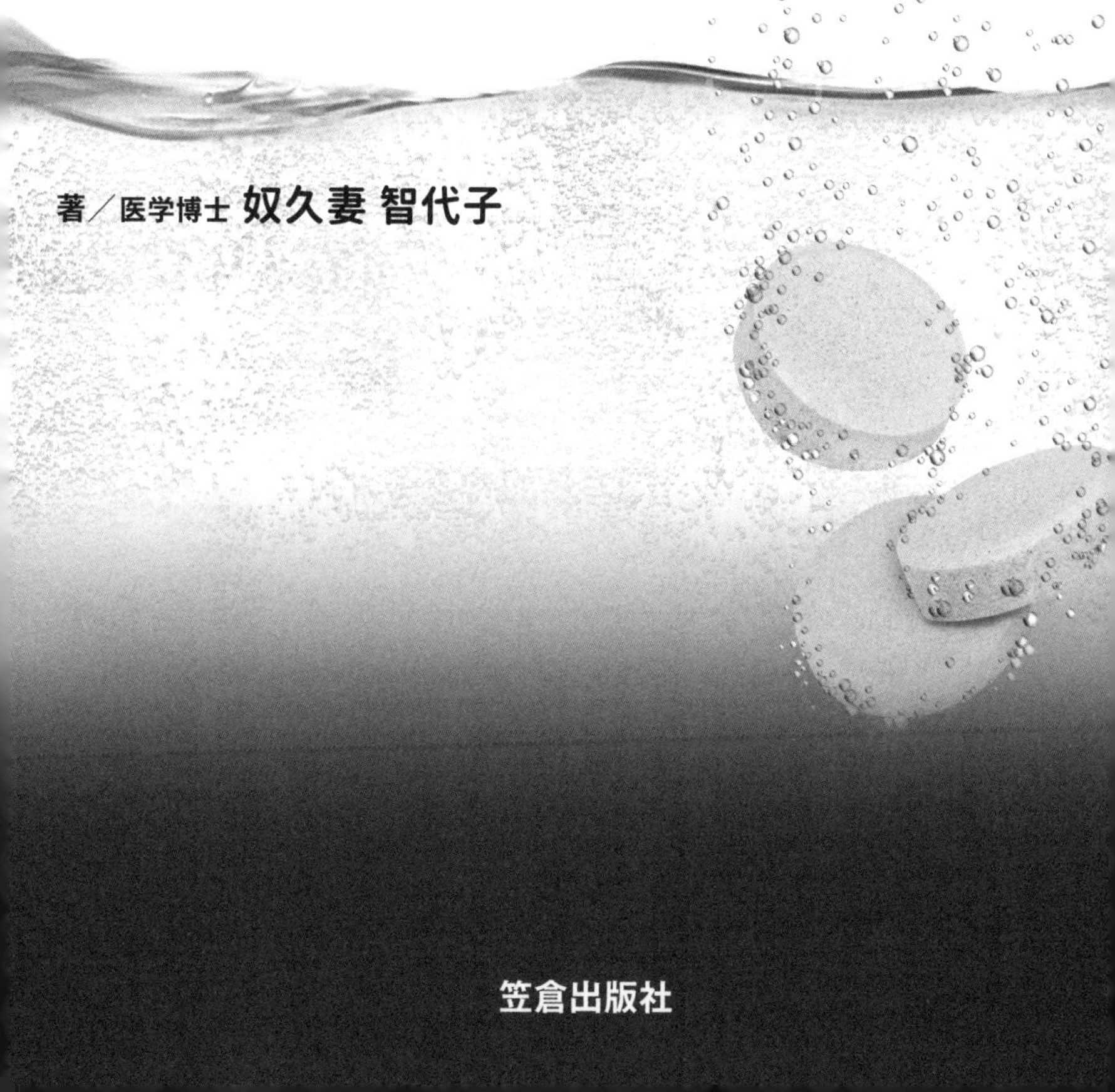

笠倉出版社

はじめに――ノンケミカルの純正重炭酸温浴で健康作り

たった1つの生活習慣を変えるだけ

「健康ってなに？」「その目安は？」と問われたら、あなたはどう答えますか？「病気ではないこと」「元気に歩けること」「肌つやがよいこと」など、人によって答えはさまざまでしょう。女性の中には、「便秘が解消されること」「生理痛がないこと」と答える人もいるかもしれません。

年齢や性別、生活環境、就いている仕事などによって、その人が連想する健康のイメージは違ってきます。世界保健機関（ＷＨＯ）の定義を引用して教科書的に答えるなら、「健康」とは、肉体的・精神的・社会的に満たされた状態にあることであり、「単に病気または病弱ではない」とされています。

非常にハードルが高く、ある意味非現実的ではありますが、この定義どおりだとしても、肉体的な健康なくして、精神的・社会的健康は成立しえないことは明らかです。体が弱っている状態では精神状態が安定するはずはなく、社会的活動も難しくなるからです。

「肉体的に健康であること」という言葉から、おそらく多くの方は、体の各組織が円滑に働いている状態や、生活習慣病の要因と指摘されているメタボ（メタボリックシンドローム）ではないこと、つまり、筋肉がほどよくつき、よぶんな脂肪が蓄積していない引き締まった体を連想するかもしれません。

そして、「健康であるために必要なことは？」と聞かれたら、規則正しい生活習慣、栄養のバランスがとれた食生活、適度な運動――このような答えが返ってくることでしょう。では、あなたはそのような毎日が送れているでしょうか？

ごく短期間であれば模範的な生活ができそうですが、ずっと続けていくのは難しいはず。だから、どこかで体の不調が起こってくるのです。

本書の目的は、誰もが求めていながら、維持していくことが難しい健康を、たった1つの生活習慣を変えるだけで達成できる方法を紹介することです。その方法こそノンケミカルの「純正重炭酸温浴法」なのです。

血流を改善して血管の健康を守る

なぜ、入浴法を変えるだけで「健康になる」「病気を遠ざける」ことができるのでしょうか。その答えは、**純正重炭酸温浴剤を用いた純正重炭酸温浴（12ページ参照）**。**血流を改善し血管の健康を保つことができる温浴法**です。

ご存じのように、血液は体を構成する37兆個ともいわれる全細胞に、栄養や酸素、ホルモン、酵素を届けるとともに、体組織から出る老廃物を回収して排出する重要な役割を担っています。すなわち、生命維持に大切な血液を運ぶ血管は健康の基盤となる組織なのです。

このインフラに不具合があったらどうなるでしょうか？　血流が滞りがちになると、末梢の毛細血管はだんだんと弱っていき、しまいには血流が途絶えます（血管のゴースト化）。当然、活動するために必要なものの供給が絶たれた組織の活動は低下し、あるいは組織自体が壊れてしまいます。これが不調となり病気となって現れます。

翻って、血流を促し血管を若々しく保つことができれば、あらゆる病気を寄せつけることなく、健康を維持できるということになるわけです。

ここで入浴の登場です。**入浴は血流を日常的に促すことができる、すぐれた健康法**といえます。「お湯に浸かる」日本人の入浴法は血流の促進に最適です。**古くから親しまれてきた温泉療養が「湯治」と呼ばれたのは、しっかりとした裏づけがあった**からです。

体に悪い入浴がある

しかし、従来の入浴にはリスクもあります。お湯の温度が高いと、血流が促される前に血圧が高くなりすぎます。そのうえ、高すぎる温度がストレスとなって血管を収縮させ、結果的に体を冷やすことにつながります。だからといって、お湯の温度が低いと、なかなか体が温まらず血流が促されません。

従来の入浴には、さらに重大なリスクがあります。**入浴時に使われるシャンプーや洗浄剤に含まれている化学物質です。これら健康を害するおそれのある物質は、もちろん、製品開発の過程で害のないとされる程度の微量に抑えられていますが、本来、有害なものをわざわざ皮膚を通じて体内に取り込んでよいはずがありません。**

清潔好きの日本人は、高濃度の塩素が投入された水道水で入浴し、毎日せっせと化学物質を含んだ石けんやシャンプーを使って、皮膚のバリアを構成する皮脂を洗い流してしまいます。皮膚のバリアが壊れると、化学物質は皮膚を通して吸収されやすくなり、化学物質が体内に蓄積されれば、自律神経のバランスを崩し、病気を招くストレスの原因になります。

入浴はすぐれた健康法である一方、**現代日本人の多くが実践している入浴法が、病気を招いている疑いがある**のです。

健康効果は科学的に立証ずみ

こうした**従来の入浴の欠点を払拭し、さらに健康効果を高める入浴法こそ、本書で紹介するノンケミカルの「純正重炭酸温浴法」**です。純正重炭酸温浴では、専用入浴剤から発生する「重炭酸イオン」が皮膚を通して血管内に浸透することで、血管内皮に分泌される一酸化窒素（Ｎ《エヌ》Ｏ《オー》）が血管を拡張し、心血管に負担をかけることなく血流が一気に促進されます。この作用により、**ぬるいお湯でも血流が促されるため、入**

浴後も保温効果が続き、睡眠の質の改善、老化防止、免疫（ウイルスや細菌、有害な物質などから体を守る仕組み）機能の向上など高い健康効果を発揮し、さまざまな**不調が改善するとともに病気の予防につながる**のです。

本書で紹介している「純正重炭酸温浴剤」は、自然素材によるすぐれた洗浄機能も備えています。この機能によって石けんやシャンプーは不要となり、残留塩素も除去します。

純正重炭酸温浴は、冷えによるあらゆる病気の予防・改善に役立つことが科学的に立証され、美容効果が高いこともわかっています。血管を健やかに保つことで病気を遠ざける、いつまでも若々しくつややつやした髪や肌を維持する――そんな理想的な健康を、本書で紹介する純正重炭酸温浴でぜひご自分のものにしてください。

超高齢社会となった日本では、年々増え続ける社会保障費が国庫の大きな負担となっています。多くの高齢者が健康寿命を延ばすことができれば、このような社会問題をも解決に導くことができるかもしれません。純正重炭酸温浴はその鍵となる真の健康法だと私は考えています。

奴久妻 智代子

温浴の基礎知識①——純正重炭酸温浴ってなに？

ノーベル賞研究によって解明されたNOの血管拡張効果

本論をお読みいただく前に、純正重炭酸温浴についてごく簡潔に説明しておきましょう。純正重炭酸温浴のヒントとなったのは、二酸化炭素がお湯に溶け込んだ中性の「重炭酸泉」、つまり温泉の一種です。純正重炭酸温浴剤の開発者である小星《こぼし》重治《しげはる》氏は、最初はドイツ各地の炭酸泉、次いで大分県竹田市の長湯温泉からヒントを得て、中性の自然炭酸泉に含まれる重炭酸イオンが肌から血管に浸透し、血管内の一酸化窒素（NO）産生が促され、血管が拡張して血流が改善される効果を家庭のお風呂で再現できる温浴剤の開発に成功しました（詳しくは第2章参照）。

一酸化窒素（NO）は無色透明の気体。この物質に血管を拡張して血流を促進させる作用があることを解明したのは、アメリカ人薬理学者ルイス・J・イグナロ博士です。イグナロ博士は「狭心症」の薬として使われてきたニトログリセリンが体内でどのように働くのか、なぜ血管を拡張するのかわからないままに使われてきたことに着目して研究を始め、ニトログリセリンが体内でNOに変化すること、**NOが血管を拡張することを突き止めた**のでした。イグナロ博士はこの功績によってノーベル生理学・医学賞を受賞しています（詳しくは第3章参照）。

重炭酸泉の健康効果に着目した小星氏が、**家庭でも重炭酸温浴が実践できるように開発したものが純正重炭酸温浴剤、その効果はノーベル賞研究で解明されたNOによるもの**であり、体への負担なく家庭で気軽に取り組めるズボラ健康法として、NOを応用した例は純正重炭酸温浴のみといっても過言ではありません。

ありとあらゆる不調、病気に効果がある理由

ノンケミカルの純正重炭酸温浴はあらゆる不調、病気の予防・改善に有効です（化学物質を含んだ石けんやシャンプーを避けたほうがよい理由は後述）。なぜなら、血流を促すことによって、健康のインフラともいえる**血管を若返らせる**からです。

基本的な入浴ルール（第4章参照）さえ守れば、**純正重炭酸温浴の血流促進効果、リラックス効果、冷え解消効果によって、体はどんどん元気に**なります。

血流が改善されれば、体中の細胞に新鮮な酸素と栄養が供給され、老廃物はスムーズに体外に排出されます。リラックス効果は体の働きを司《つかさど》る「自律神経」のバランスを調整し、あらゆる不調・病気の原因となるストレスの解消につながります。「万病の元」といわれる冷え（低体温）が解消されれば、体を有害物質やがんから守る免疫細胞や酵素の働きが活発になります。

血流促進の結果として、睡眠の質の改善から、老化防止、免疫機能の向上、さらにさまざまな不調の改善・病気の予防につながるのです（詳しくは第2章参照）。

本書が推奨する「純正重炭酸温浴剤」

小星氏が開発した純正重炭酸温浴剤は、類似の炭酸入浴剤とは一線を画した製品であり、さら湯の温浴や類似の炭酸入浴剤を使った温浴をはるかに超える血流促進効果があります。私が長年研究してきた「全身温熱療法」に純正重炭酸温浴剤を取り入れたのは、その血流促進効果と体温上昇効果のすばらしさを知ったからでした（30ページ参照）。

また、**体に化学ストレスを与えない素材が主成分である点も、純正重炭酸温浴剤とそのほかの炭酸入浴剤との大きな違い**です。「炭酸浴」をうたった多くの入浴剤には、フマル酸やコハク酸、リンゴ酸など、化学合成された成分が配合されており、化学ストレスを招く要因となることが考えられます。一方、小星氏の純正重炭酸温浴剤を構成する主要成分は、発酵法で合成されるクエン酸、古くから洗浄剤として使用されてきた重曹、水道水に含まれる残留塩素を中和無害化するビタミンC（アスコルビン酸）といった自然素材です。

このようにシンプルな成分配合でありながら高い健康効果を有するのは、**重炭酸イオンを大量に発生させ、確実にお湯に溶け込ませるために考え抜かれた特許技術が採用されているからで、ほかの炭酸入浴剤と決定的に異なる**点です。本書では小星氏が開発した**「純正重炭酸温浴剤」を使った温浴を純正重炭酸温浴**と呼び、純正重炭酸温浴剤とそのほかの炭酸入浴剤を区別する**「純正重炭酸入浴剤 品質保証マーク」をカバー袖に掲示**しています。純正重炭酸温浴剤をお求めの際の参考になさってください。

温浴の基礎知識②——ノンケミカルが重要

石けんとシャンプーをぜひ避けていただきたい理由

本書で最も強調したいのが、入浴時の化学物質を避けること。

微量なら問題がないと、多くの石けんやシャンプーには防腐剤や泡立ちをよくする界面活性剤などの石油系化学物質が含まれています。過剰とも思われるほど清潔好きの日本人は毎日、これらの石けんで体を洗い、シャンプーで洗髪します。そうすると、どうなるでしょうか?

まず、お肌のバリア機能を保つうえで重要な皮脂が洗い流されます。皮膚が弱い方にとってはこれだけで肌荒れの原因となり、丈夫な方でも知らず知らずのうちに皮膚のバリア機能は破壊されます。バリアが壊れた皮膚は無防備となり、水道水中の残留塩素や、石けんやシャンプーに含まれる化学物質が皮膚から吸収されやすくなります

（経皮吸収）。

石油系化学合成物質は、皮下脂肪に溶けやすく蓄積しやすいうえ、肝臓での初回解毒のルートを通らないため、体内に残留して化学ストレスとなるのです。そして、体内に残留した化学物質は、ストレスに対抗するホルモン「コルチゾール」や「アドレナリン」などを過剰分泌させます。

これらのホルモンはいざというときに備えるためのもの。たとえば、あなたが森でクマに出会ったとしましょう。

「襲われるかも！」と思った瞬間、心身は極度に緊張し、体は非常事態に備えます。心拍数や血圧を上げ、消化運動を抑えて機敏に動けるようにするのです。

非常事態ならともかく、常にこんな状態が続いていたら、たまったものではありません。収縮した血管には負担がかかり、末梢の血流を低下させ、ストレスが長く続けば体を守る免疫にも悪影響、不調や病気の原因となってしまうのです。

最近では人里でもクマに出会ってしまう時代。ストレスの原因はあちこちにあります。そして**見落としがちなのが、経皮吸収された化学物質による化学ストレス。無意識のうちに体を蝕む「サイレントストレス」となりうる**のです。

毎日続く化学ストレスは、純正重炭酸温浴の健康効果を著しく損ないます。血流を促進して不調や病気を遠ざける健康法を実践していても、その効果を減少させる化学物質を畳1枚にもなる全身の皮膚から吸収していてはなんにもなりません。健康になるどころか、入浴習慣によって「病気を作る」ことになりかねないのです。

これが化学物質を含む石けんやシャンプーを避けていただきたい理由です。

現代日本人の不調と病気の原因

戦後、水道水の消毒用塩素が増やされ、石けんやシャンプーの高機能化が始まったのは、1970年代からといわれています。

戦前は結核や赤痢、マラリヤなど感染症の治療が医療の主体で、糖尿病などはゼロに等しく、がんは4％程度にすぎなかった病気ですが、戦後は医療が取り組む病気の主体が大きく変化しています。

このような戦前にはなかった病気が急増しているのは偶然でしょうか？　化学ストレスによる血流停滞と低体温、その結果起こる免疫機能の低下が関係しているのでは

戦前にはなかった病気が急増

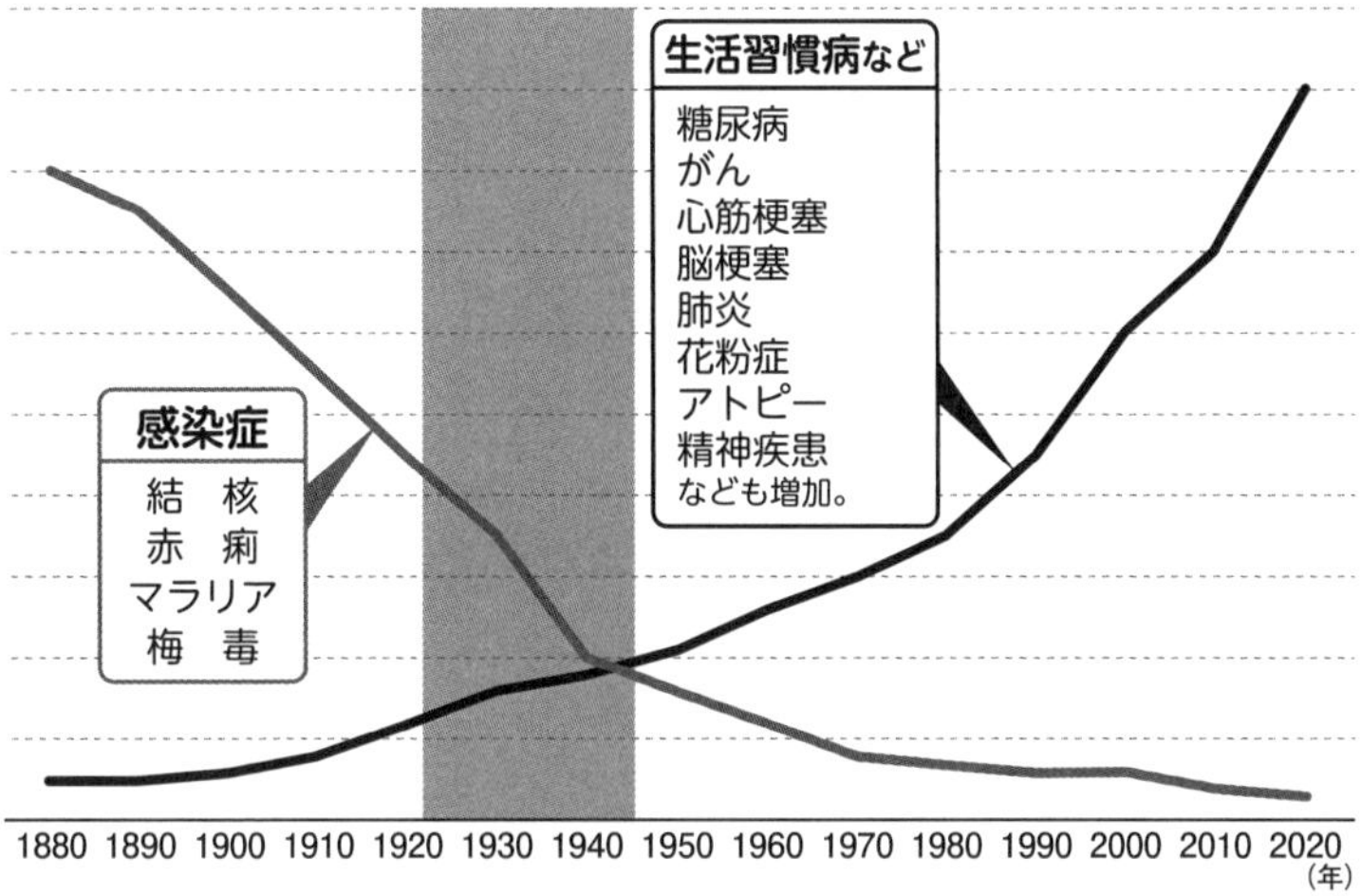

ないでしょうか？　事実、日本人の平均体温は徐々に下がっています。

　もちろん、高齢化が進んだこと、食生活や生活習慣、環境の変化など、さまざまな要因が複合した結果でしょう。しかし、**これまで誰も指摘してこなかった石けん、シャンプーに含まれた化学物質が私たちの健康に大きな陰を落としている可能性も考慮に入れるべき**なのです。

低体温は活力を下げる

　入浴時の化学物質による健康への悪影響と考えられる現象は、このほかにも指摘できます。

すなわち、**低体温による活力・生命力の低下**です。前述したように、**化学ストレスは低体温を招く要因**です。これが恒常化すると、エネルギーを効率よく生み出すことができません。

私たちの体内でエネルギーを作っているのは、頭から足先にいたる個々の細胞の中にある2系統のエネルギー生成回路です。1つは酸素のいらない「解糖系エンジン」、糖だけを代謝してエネルギーを生み出します。もう1つは酸素を使ってより多くのエネルギーを生み出すことができる回路。有酸素エネルギー生成の「ミトコンドリアエンジン」（電子伝達系）です。糖だけでなく、タンパク質や脂質も代謝して解糖系の18倍、私たちが必要とするエネルギーの約95％を生み出しています。

細胞内小器官であるミトコンドリアの活性は37℃以上で高まります。これは健康な人の深部体温（体内の温度）の平均値にあたります。つまり、冷え性の人は大量のエネルギーを生み出すミトンコドリアエンジンの働きが悪いため、効率の悪い解糖系に頼らざるをえず、高体温で健康な人は、両エンジンがバランスよく使われているのです。低体温の人は、活動するためのエネルギーを効率よく作ることができません。その結果、近年起こった社会現象がいわゆる「草食系男子」の増加、そして少子化では

カロリー摂取の低下

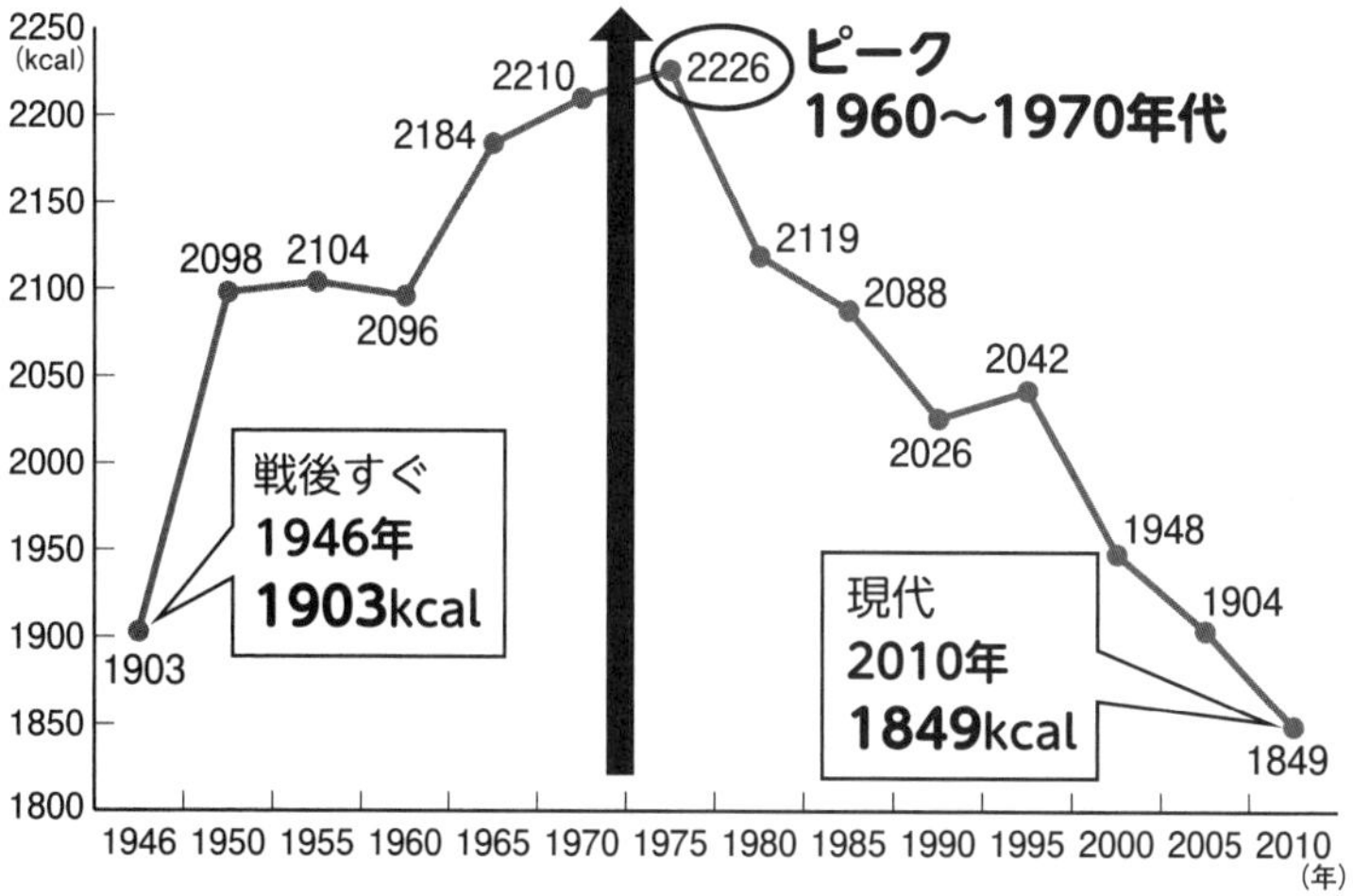

ないでしょうか。異性に興味を持ち、気を引くために必要なエネルギーを生み出せていない男性が増えているのかもしれません。

また、低体温の影響と思われるものの1つに、カロリー摂取の低下も挙げられます。エネルギーを効率よく作ることができないため活動量が減り、皮肉なことにカロリー摂取が減っているのではないでしょうか。

このように入浴時の化学物質による影響はさまざま考えられます。健康を守る純正重炭酸温浴を実践する前に、**化学ストレスをゼロにする意義をぜひ覚えておいてください。**

第3章 純正重炭酸温浴で血流が改善する理由

第4章
健康力を高める純正重炭酸温浴実践術

第5章 どんな不調・病気にも効果がある

体全体におよぶ純正重炭酸温浴の健康効果

血管の健康を保ち、動脈硬化の進行を抑制する

制作スタッフ

＊編集
株式会社はる制作室
真瀬 崇
坂本夏子
石野宏幸
黒澤円

＊カバー・表紙デザイン
青木哲哉

＊本文デザイン・DTP
Lapito Design Studio
横山保子

内山照代

＊イラスト
桜井葉子

序章
「こんなに効いた！」利用者の喜びの声

オンライン診療で家庭のお風呂が治療現場に

温熱療法から純正重炭酸温浴療法へ

かつて、私の研究対象はウイルス感染症でした。渡米してウイルス研究に従事した私は、ＨＩＶ（ヒト免疫不全ウイルス）の感染で発症するＡＩＤＳ《エイズ》（後天性免疫不全症候群）患者さんに温熱療法を提供していた研究者に出会い、温熱療法を知りました。２０００年頃のことです。温熱を加えることでウイルスの増殖にブレーキがかかるとともに、患者さんの免疫が向上するのです。

その後、帰国した私は試行錯誤しながら、がんの進行を抑制する温熱療法に取り組むことになります。私たちが全身温熱療法を提供していた患者さんの中に、なかなか深部体温の上がらない方がいらっしゃいました。ところが**純正重炭酸温浴剤を使うと、脈拍は上がらずに、すんなりと深部体温が上昇**したのです。

「これはすごい！」ということになり、以後、純正重炭酸温浴剤の開発者である小星氏の協力を得て、**純正重炭酸温浴による全身温熱療法を全面的に採用**することになりました。それが2016年頃のことだったと思います。

すべての不調と病気の根底に冷えがあります。これは多くの患者さんとお話をしてきてつくづくと思うことです。あらゆる病気の予防・治療にはまず体温を上げることが大事。血流をよくして組織に酸素を届け、体温を上げることで治療に向かう土台ができるのです。

では、なぜ冷えているのか。いろいろと要因は考えられるものの、洗浄効果の高い石けんやシャンプーで洗いすぎて皮膚のバリアが傷めば、皮膚から浸透した化学物質によるものと思われる化学ストレスの結果、血流低下が起こる可能性は無視できません。石けんやシャンプーを使う従来の入浴習慣を純正重炭酸温浴に切り替えると、なにをやってもダメだった患者さんの症状が改善することは珍しくないのです。

純正重炭酸温浴剤に配合されているクエン酸と重曹は、重炭酸イオンを発生させる素材であるとともに、**体に負担のない洗浄剤でもあり、残留塩素を除去するビタミンCの効果と相まって、化学物質ゼロの入浴を可能に**します。

さて、この章では、私が現在所属する東京TMクリニックにおける純正重炭酸温浴法の取り組みを紹介しつつ、純正重炭酸温浴にどのような健康・治療効果があるのか、体験した方の声を中心にお届けしましょう。

東京TMクリニックの純正重炭酸温浴オンライン診療

純正重炭酸温浴の絶大な健康効果を広め、多くの方に体験していただくために、東京TMクリニックはリモートで診療ができる仕組みを作り上げ、2024年3月より診療を開始しました。それがオンラインでの診療および健康相談を行う「長湯式重炭酸温浴NO療法オンラインクリニック」サービスです。

当クリニックのオンライン診療は、厚生労働省オンライン診療ガイドラインに準拠しています。つまり、オンライン診療は純然たる医療行為であり、オンライン診療ガイドラインにおいて許容されている「遠隔健康医療相談」を「eカウンセリング」、「オンライン受診勧奨」を「eケア」というコンセプトで展開しています。

東京 TM クリニックのオンライン診療

長湯式重炭酸NO療法 オンラインクリニック

LINEを介して利用するサービスです。

申し込みの流れ

24時間対応！

1 LINE に登録

右下の QR コードからサイトにアクセスし、「LINE お友だち登録」ボタンより、登録を行います。

2 LINE で質問票に答える

LINE に質問票のメッセージが届きます。案内に従って返信しましょう。

3 申し込みをする

次ページで紹介するプランや、純正重炭酸タブレット（入浴剤）の購入の手続きを行います。

4 入浴剤が届く

送料無料で自宅に入浴剤が届くので、温浴を開始しましょう。

5 LINE で質問票に回答

質問票に回答すると、体験前後のあなたの温浴効果のレポートが届きます。

LINE 登録は、こちらから

選べるオンラインクリニックの診療プラン

オンライン診療は左ページに記したように、純正重炭酸タブレット（入浴剤）の購入前に、医師や専門家とのビデオ通話で初診の通話が行える①「オンライン診療コース」もありますが、まずは②「重炭酸温浴療法指導コース」を試してみるのがおすすめです。質問票に回答すると、医師や専門家があなたの体への効果を確認し、あなたに合った、今後の温浴療法を提案してくれます。

あなたが毎日送付する質問票の
回答をもとに
医師と専門家が効果を確認
今後の温浴療法が相談できます。

まずは②「重炭酸温浴療法指導コース」を試してみよう

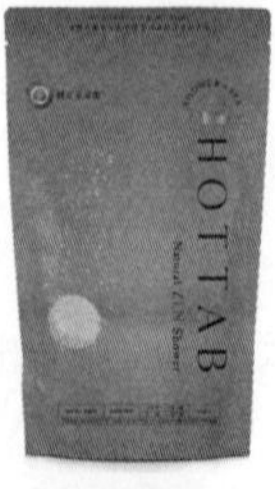

処方品
（純正重炭酸タブレット）
が届く！

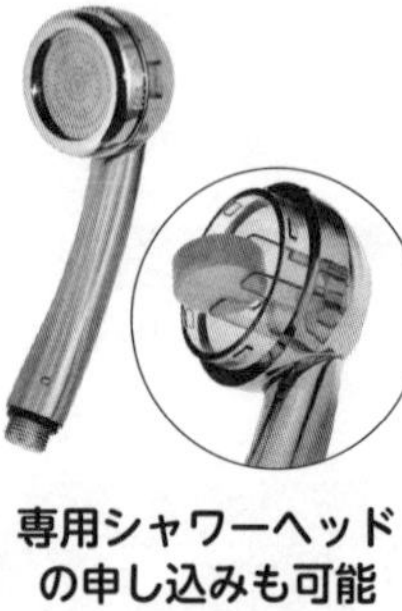

専用シャワーヘッド
の申し込みも可能

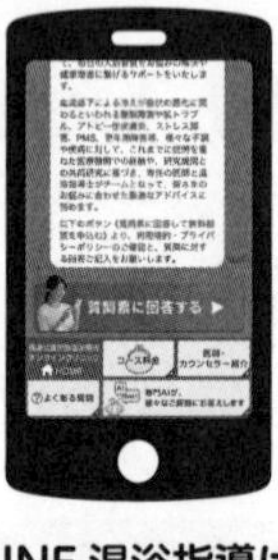

LINE 温浴指導は
何度行っても OK

①オンライン診療コース

初診（ビデオ通話）
毎週金曜日
13時～17時まで

※初診料がかかります。

②重炭酸温浴療法指導コース

医師監督のもと
温浴療法の専門家が
症状に合わせて直接指導

処方品 90錠

LINE 温浴指導

何回でも相談できる！

※処方品のみ、処方品とLINE温浴指導のセットで、料金は異なります。

再診（ビデオ通話）
毎週金曜日
13時～17時まで

※再診料がかかります。

- 重炭酸温浴指導コースへの変更
- 他医療機関への受診勧奨

など

- 入浴剤の定期便に移行
- 重炭酸温浴指導コースを継続
- オンライン診療コースに変更

など

純正重炭酸温浴で症状が改善する流れ

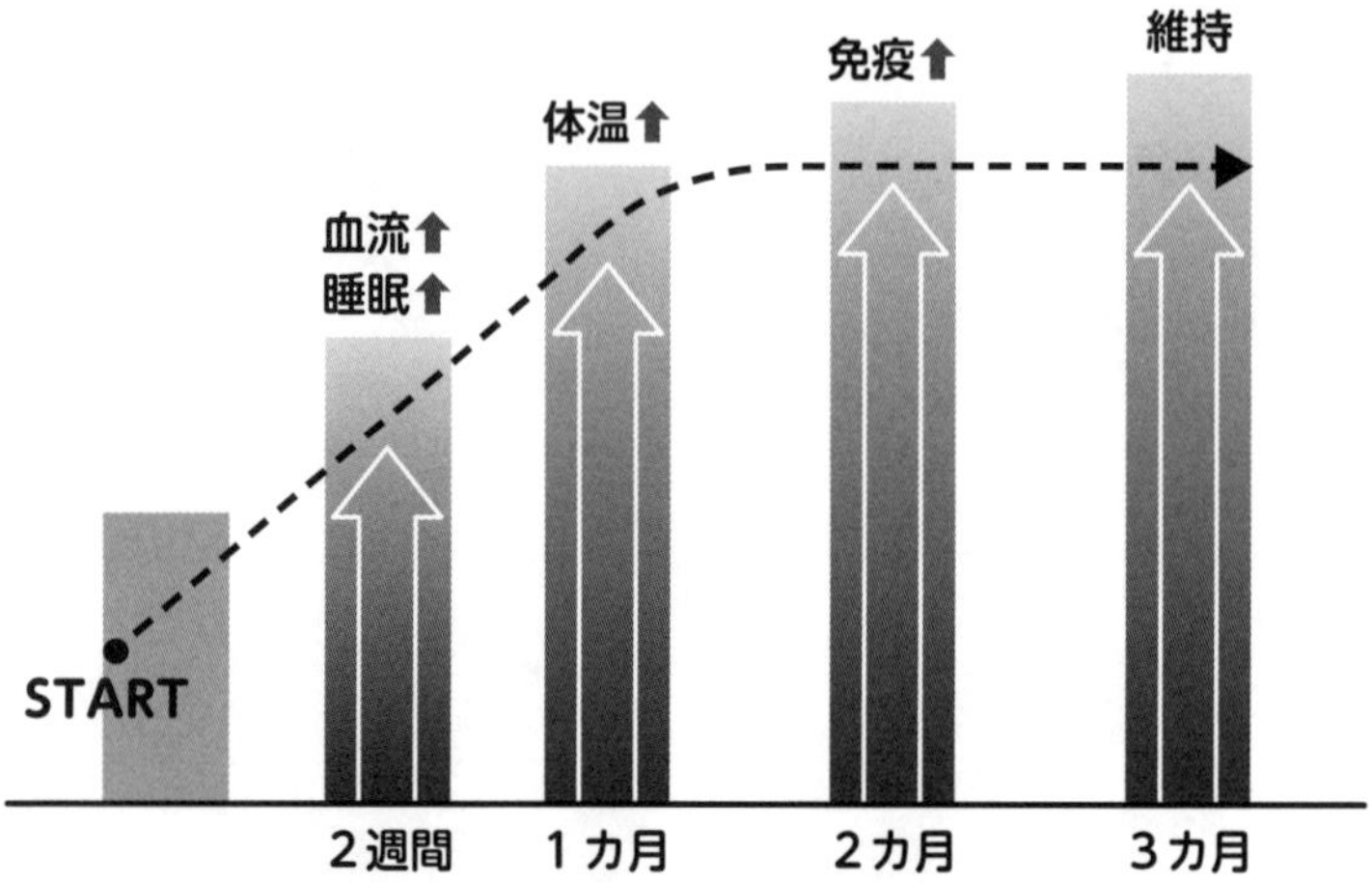

長湯式重炭酸温浴NO療法オンラインクリニックサービスの「オンライン診療コース」では、初診をビデオ通話で行い、まず患者さんの主訴・症状を確認したうえで、担当医とともに温浴療法研究25年の知見、臨床研究や医療機関での経験に基づいた最適なアドバイスをお届けし、家庭のお風呂で純正重炭酸温浴を実践してもらいます。

主なオンライン診療メニューは、冷え性、睡眠障害、更年期障害、PMS（月経前症候群）、肌トラブル、アトピー性皮膚炎、そしてストレスによる不調など。

純正重炭酸温浴の基本的なルールは難しいものではありません（詳しくは15

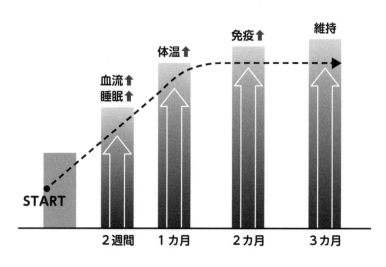

3ページ参照）が、疑問点や相談がある場合にはＬＩＮＥを用いた重炭酸温浴指導を受けることもできます。

その後、純正重炭酸温浴を続けながら、定期的にＷｅｂ質問票に回答していただき、改善効果を確認。そして、3カ月後のビデオ通話での再診で3カ月のオンライン診療コースは終了します。

純正重炭酸温浴の治療効果に満足いただければ継続して診療を受けることもできますし、症状が改善せず、ほかの疾患が疑われる場合などには、疑われる疾患の治療に適した医療機関の受診をおすすめしています。

純正重炭酸温浴療法は、自己治癒力を高める療法

なぜ3カ月の診療を標準コースとしているのかといえば、細胞レベルでの変化、体を守る免疫系の調整、新習慣の適応に一定の時間を要するからです。**純正重炭酸温浴を習慣にすることで、血流がよくなり新陳代謝が促され、細胞レベルでの変化が徐々に起こります。さらに免疫系が最適化されることで諸症状が改善する**のです。

治療効果が現れるまでに一定の時間がかかります。実際、これまでに実施された純正重炭酸温浴の臨床試験では、**約2週間で血流が促進されてよく眠れることを体感し、約1カ月で基礎体温が上昇、約2カ月で免疫が向上、約3カ月でそれが安定的に維持される傾向が確認されています。**人間が本来もっている力を利用するのですから、当然、薬のような副作用はなく、特定の部位や組織だけでなく体全体の状態を改善できる点がこの療法の特徴といえます。

病気になる前の未病を治すこと

私たちのクリニックでは、前述したように体の悩みや不調、いわゆる病気以前の未病や不定愁訴を主な対象として診療しています。このことから、「重い病気には効果がない？」と思われるかもしれませんが、病気を防ぐことこそ重要なのです。純正重炭酸温浴は、欧米では主流となりつつある「予防医学」の実践といえます。

いまや日本人の2人に1人がかかるがんを例にしてみましょう。新しい治療法が登場し、「がんは治る病気」といわれるようになりました。けれども、3大療法である「手術」「放射線」「抗がん剤」のどれをとっても、体への負担は避けられず、がんが治ったとしても病気以前の**「生活の質」「人生の質」を担保することはたいへん難しいと**いわざるをえないのです。

「がんを治すこと」よりも「がんにかからないこと」が重要であることは論をまちません。病気を予防することは、患者さん自身にとってよいだけでなく、医療費負担が過剰となった日本社会全体へも好ましい効果を波及させることになるのです。

純正重炭酸温浴のがん予防・改善効果を立証

前述したように、私は長年、全身温熱療法によるがんの予防と治療の研究に取り組んできました。以下に紹介するのは、純正重炭酸温浴によってがん細胞を攻撃する免疫細胞が増殖・活性化されたことを立証した２０１９年の研究成果です。

被験者はがんと診断された30代〜70代まで計14人。この方たちに60分の純正重炭酸温浴を試してもらった結果、がん細胞やウイルス感染細胞を攻撃するリンパ球の一種「キラーT細胞」の攻撃力が高まり、その効果が１週間以上持続することがわかったのです。これは疲弊したキラーT細胞のミトコンドリアが温熱によって活性化し、エネルギー産生が円滑になったことによるものと考えられます。

純正重炭酸温浴の効果はそれだけではありませんでした。毎日20分の純正重炭酸温浴を2カ月継続すると、未熟なT細胞が着実にキラーT細胞へと分化し増殖しました。実はT細胞はポケモンのように変化（分化・成熟）する免疫細胞で、造血幹細胞として骨髄で生まれ、胸腺という組織で分化しさまざまなT細胞として成熟するのです。

ここでもう一度、私たちのクリニックが治療対象としている不調にご注目ください。冷え性、睡眠障害、更年期障害、ＰＭＳ（月経前症候群）、肌トラブル、アトピー性皮膚炎、ストレスによる不調です。

「冷えは万病の元」といわれます。そして、**がんは低温を好みます。**実際、がん患者には低体温の人が多いことが指摘されています。睡眠は健康の基礎であり、翻って睡眠障害も万病の元。また、ストレスはあらゆる生活習慣病の誘引となることも指摘されています。

つまり、このような**未病を改善することは、がんだけでなく、あらゆる病気を予防することにつながる**のです。

純正重炭酸温浴で改善効果を実感！

臨床試験で実証された純正重炭酸温浴の健康効果

2024年1月、純正重炭酸温浴の健康効果を裏づける画期的な論文が、世界中の科学者がアクセスするネイチャー・リサーチ社刊行の国際的な学術誌『サイエンティフィック・レポート』誌に掲載されました。同誌に論文が掲載されたのは、2021年11月に続き、2度目のこと。研究は、鶴見大学前教授の斎藤一郎博士とスタンフォード大学医学部教授の西野精治博士らの共同推進研究チームによって実施されました。

ごく簡単にその内容を記すと、25名の被験者に純正重炭酸温浴と通常の温浴をしてもらい、その効果を主観と客観データの両方で評価するというもの。被験者の方々を2群に分け、さら湯温浴と純正重炭酸温浴を交互に試行する「クロスオーバー試験」という方法で実施されました。

2021年の論文では、純正重炭酸温浴による血流促進の基礎的メカニズムの証明と、血流停滞に伴う循環器領域のさまざまな症状改善効果を期待できることを示唆したものでした。

今回の研究はこれをさらに進めたもので、**純正重炭酸温浴によって、①睡眠の質の向上、②精神的ストレスの軽減、③免疫機能の増強が得られた**ことが示されました。

つまり、純正重炭酸温浴は、血流を促進することで体を温め、冷えを改善、体温の上昇を促し、睡眠の質の改善、免疫力と自己治癒力を向上させて病気を予防する助けとなることが報告されたのです。

冷え性が改善した喜びの声

さて、ここまで前置きが長くなりました。本論に入る前に、当クリニックで純正重炭酸温浴を実践された患者さんの声をお届けいたしましょう。まず、冷え性から。

「年中手足が氷のように冷たく、これまで岩盤浴やサウナ、お風呂、なにをやっても改善しませんでしたが、**純正重炭酸温浴を1カ月続けたら、厚い靴下を履かなくても**

足先が冷たくならなくなり、体温も上昇しました」（45歳女性）

「お風呂から出てもすぐに手足が冷えてしまっていました。純正重炭酸温浴を体験したら、**お風呂から出たあとも温かさが続き、冷えが改善**されました」（41歳女性）

冷えやすい、あるいは基礎体温が低い方は、これまでは30代〜60代まで幅広い年齢層の女性に多い傾向がありましたが、近年は男性、特に高齢の方の訴えも少なくありません。

「冷えは万病の元」であると述べたように、低体温は病気のリスクを高めます。体温は血流のよさを示し、体の働きを維持するうえで重要な指標なのです。

たとえば、生体活動を支える「ホルモンの分泌」、体の防御機能である「免疫機能」、エネルギーを生み出す細胞内の「ミトコンドリア」の活性を高めるには、高い体温と高い血流、交感神経優位に偏《かたよ》らない自律神経のバランスが必要です。

また、生体内で起こる化学反応を促進する「酵素」は、体温が36・5℃以上にならないと活性が高まりません。

血流が低い低体温では、どんなによい健康法を実践しても、効果が出にくいのはあたり前なのです。

純正重炭酸温浴（1日20分）による睡眠の質改善効果

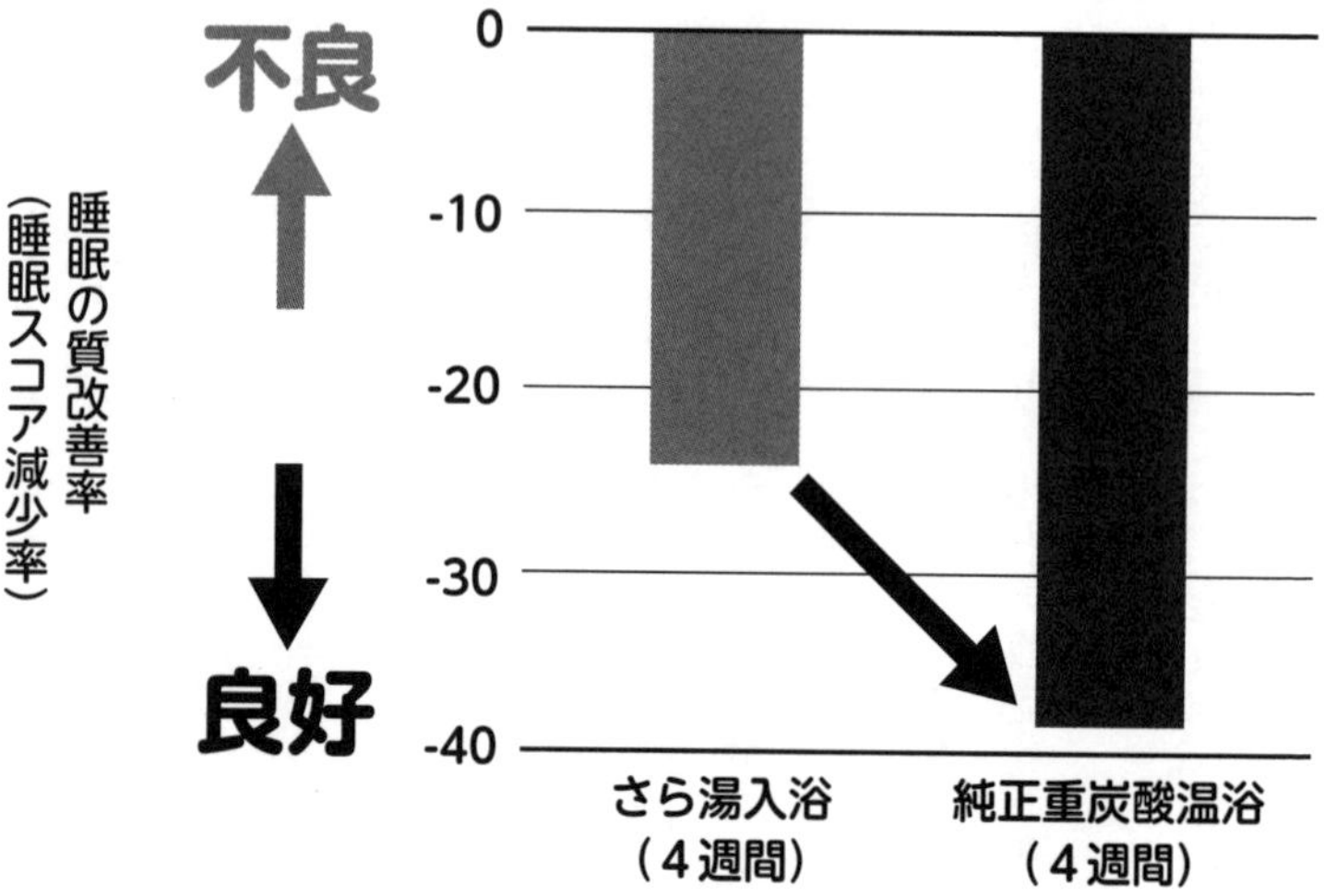

睡眠障害が改善した喜びの声

純正重炭酸温浴で顕著な改善が見られる不調の典型例が睡眠障害です。上の図は『サイエンティフィック・レポート』誌に掲載された研究論文の、睡眠の質改善効果を視覚化したものです。

被験者は日常的に冷えを感じている30代〜60代の男女25人。睡眠全般を評価するうえで信頼性の高い「ピッツバーグ睡眠質問票」によるスコア評価がグラフで示され、純正重炭酸温浴の睡眠改善効果が高いことがわかります。

これは当クリニックの患者さんの声からも裏づけられます。

「足先が冷えてなかなか寝つけず、夏でも靴下を履いて寝ていました。毎日20分の純正重炭酸温浴を続けたら、**1カ月も経たないうちに手足の冷えと寝つきが改善**しました」（32歳女性）

「体中冷えて寝つきも悪く、夜中も2～3回はトイレに起きるので、よく眠れていませんでした。毎日20分の純正重炭酸温浴を続けたら、**睡眠が深くなって夜中にトイレに起きずに朝まで眠れる**ようになりました」（41歳女性）

このように、冷えからくる睡眠障害に悩む方は、少なくありません。なかなか寝つけない「入眠困難」、夜中に何度も目を覚ます「中途覚醒」、朝早く目が覚め、再度寝つけない「早朝覚醒」などが典型的な症状。また、冷えや低体温の自覚はないものの、ストレス過多などの原因で睡眠障害を訴える方も増える傾向にあります。

純正重炭酸温浴で睡眠の質が改善する理由

ではなぜ、純正重炭酸温浴を習慣にすると、睡眠の質が改善するのでしょうか？

人間の体は入眠時に深部体温を下げる働きがあります。体温が低い冷え性の方は、

重炭酸温浴でリラックス

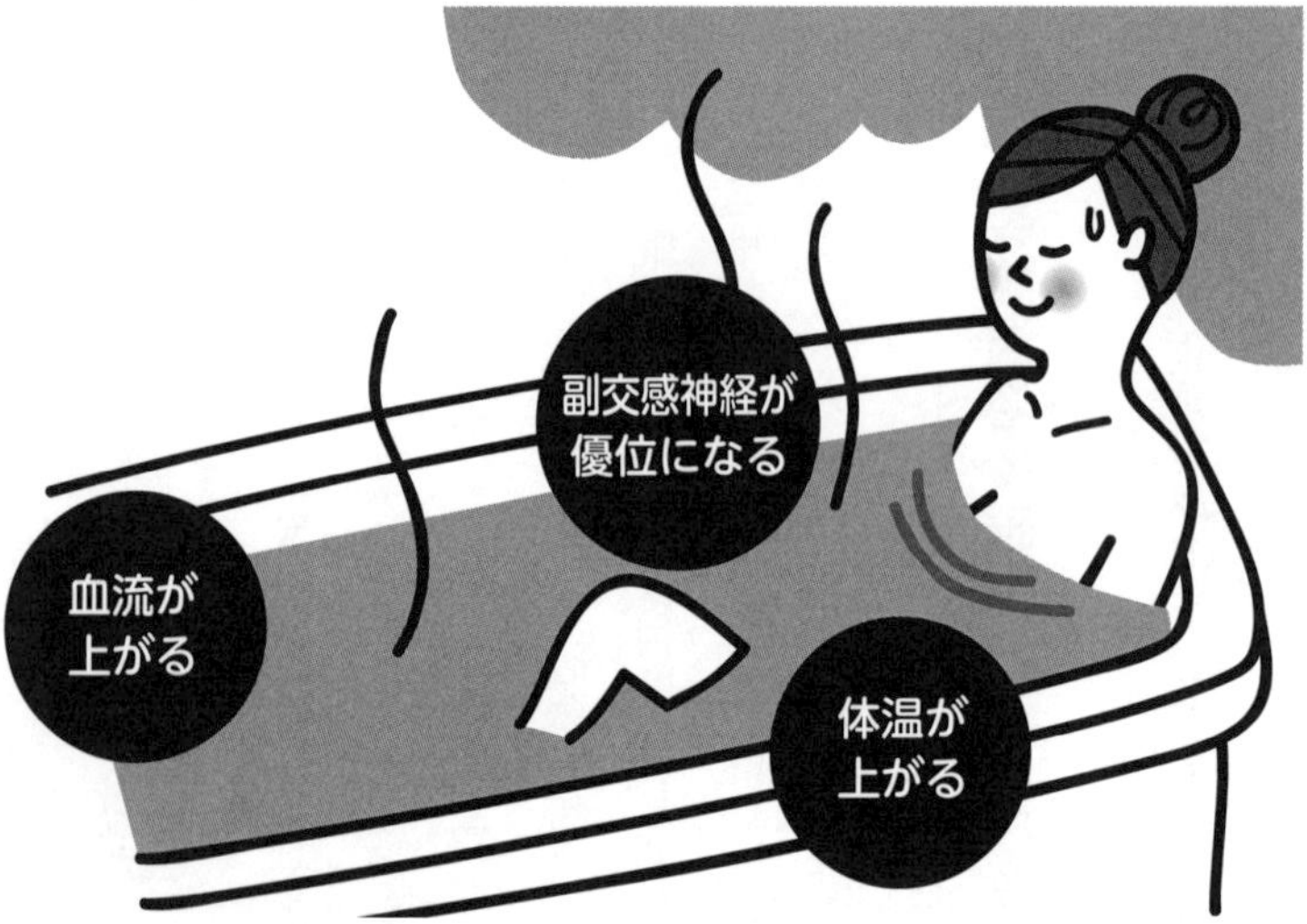

体温の下げ幅が小さいためスームズな寝つきが得られず、寝てもすぐ目が覚めてしまいます。これに対して、純正重炭酸温浴によって深部体温を上げ、末梢の血管を拡げて血流を改善し基礎体温を上げれば、睡眠時に体温の下げ幅が大きく取れるため、熟睡度が上がり、睡眠の質は改善されるのです。

このほかにも、ぬるいお湯にゆったりと浸かるリラックス効果や、純正重炭酸温浴剤に含まれるビタミンCの作用で水中の残留塩素が中和されるため、化学的な交感神経刺激が低減される効果も、睡眠の質の改善に寄与していると考えられています。

肌の状態が改善した喜びの声

お肌に関する悩みの改善も、純正重炭酸温浴の大きな効果の1つです。女性ならではの肌荒れやシミなど、主に美容に関するコメントが多く寄せられていますが、カラー口絵（4ページ参照）で紹介したアトピー性皮膚炎の改善など、従来の医療ではなかなか好転しなかったアレルギー症状にも改善効果を発揮している点が特筆されます。

「冬はいつも皮膚がカサカサしてかゆみが出るのが悩みでした。純正重炭酸温浴を体験して、**皮膚の乾燥が改善してツルツルに**なり、**頭皮の乾燥もなくなり、排水溝に残る抜け毛も少なくなった**ようです」（44歳女性）

「湯船に浸かると、皮膚がチリチリ熱くなるのが嫌いで、シャワーばかりでした。ぬるくても温まる純正重炭酸温浴を始めたら、体調がよくなりました」（30歳男性）

「お風呂に浸かると、アトピー性皮膚炎のかゆみとヒリヒリ感が悪化して眠れなくなるので入浴が苦痛でした。純正重炭酸温浴を体験したらかゆみも痛みもなく、特に**顔に出ていた皮膚炎の症状が改善**しました」（39歳男性）

4ページのカラー口絵の患者さん（福田内科クリニック）のコメントも紹介します。

純正重炭酸温浴で改善した症状（1カ月モニターコメント）

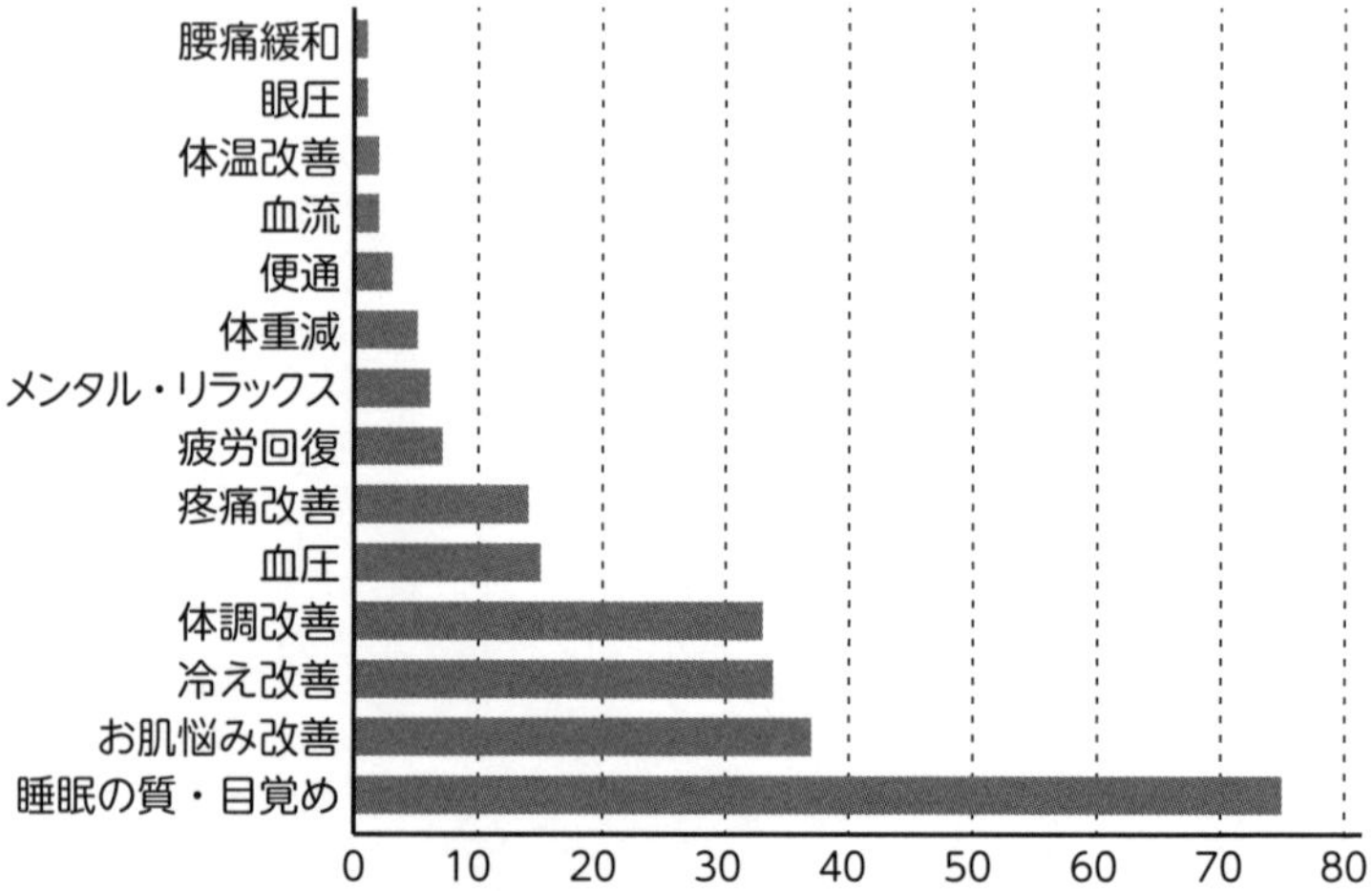

「アトピー性皮膚炎と診断され、抗アレルギー剤でも改善が見られませんでしたが、栄養指導を受け、1日15分〜25分の純正重炭酸温浴を行った結果、**約8週間後には頭皮や背中の湿疹やかゆみはほぼ消えました。**いままでの悩みがウソのようです」（50歳男性）

　このような皮膚の改善効果には、純正重炭酸温浴剤の効果に加え、化学物質を避けるよう推奨していることも大きいと考えられます。特に化学物質に過敏なアトピー性皮膚炎では、水道水に含まれる残留塩素や、肌に刺激のある石けん、シャンプーは避けるべきだと、私たちは考えています。

さまざまな不調と症状の改善、難治性疾患の症状緩和にも

純正重炭酸温浴の健康効果は、体全体におよぶものですから、不調や症状の改善は実にさまざま。アトランダムに紹介してみましょう。

最初は生理痛やＰＭＳ（月経前症候群）、更年期障害など女性特有の不調です。

「**生理痛が**ひどく鎮痛剤を飲まずにいられませんでしたが、純正重炭酸温浴を始めてから**1カ月では痛みが小さくなり、2カ月後には痛みがなくなりました**」（40歳女性）

「生理前になると、腰痛や肩こり、頭痛があったのですが、毎晩20分の純正重炭酸温浴を始めたら改善しました」（36歳女性）

「突然、顔が火照ったり、手足が冷たくなったりする**更年期障害の症状が**ありました。純正重炭酸温浴を**1カ月続けたところ、嫌な症状が改善して、35℃台だった体温が36℃を超えるように**なりました」（42歳女性）

疲労や腰痛だけでなく、パーキンソン病や脊髄小脳変性症などの難治性の病気の改善効果も見られます。以下は担当医による聞き取りです。

「68歳女性のパーキンソン病患者の方に純正重炭酸温浴を体験いただき、温浴後は足

がちゃんと前に出て歩きやすくなり、30分以上入浴した日から1週間くらいは体が動きやすくなったという方がおられます」

「36歳女性で、脊髄小脳変性症による運動障害と言語障害で、主治医から根本治療は難しいといわれた方に、純正重炭酸温浴を体験していただいたところ、体温が上がって血行がよくなり、体の動きが改善されました」

パーキンソン病は脳の特定の領域がゆっくりと変性していき、体の動きに障害が現れる病気です。脊髄小脳変性症は小脳に変性が生じて、やはり運動失調症状が現れます。どちらも現時点では根本的な治療法はありません。難治性の病気の多くは、原因がはっきりわかっていないため、治療法が確立されていないのです。

パーキンソン病の患者さんに純正重炭酸温浴を試してもらうと、すぐに効果が現れて体の動きがスームズになり、その効果は2週間程度続きます。これは体を動かすためのエネルギーを作り出すミトコンドリアの働きがよくなるためと考えられます。

純正重炭酸温浴はさまざまな病気に効果があり、当クリニックの患者さんではありませんが、大分県の長湯温泉に通う方たちの場合、**「尿路結石が消えた」「高血圧が改善、骨密度が維持できている」**というコメントも寄せられているそうです。

データでわかる症状改善効果

当クリニックが実施した純正重炭酸温浴2週間チャレンジの結果

　ここからは改善例をデータで紹介していきます。

　まず紹介するのが当クリニックが実施した2週間チャレンジの結果です。第1回目は、全国各地より応募いただいた計126名（21～75歳、男性33人、女性93人）の方々に、純正重炭酸温浴剤による純正重炭酸温浴を2週間続けていただき、その前後で睡眠に関する主観的アンケート（8項目の質問からなるアテネ不眠尺度）と、毎日決まった時間での体温測定、および体感アンケートにご回答いただいた結果、いずれの項目でも顕著な改善が見られました。

　睡眠の改善については、すでに研究論文の分析を紹介していますので、ここでは体温の改善について紹介します。

平均体温の推移

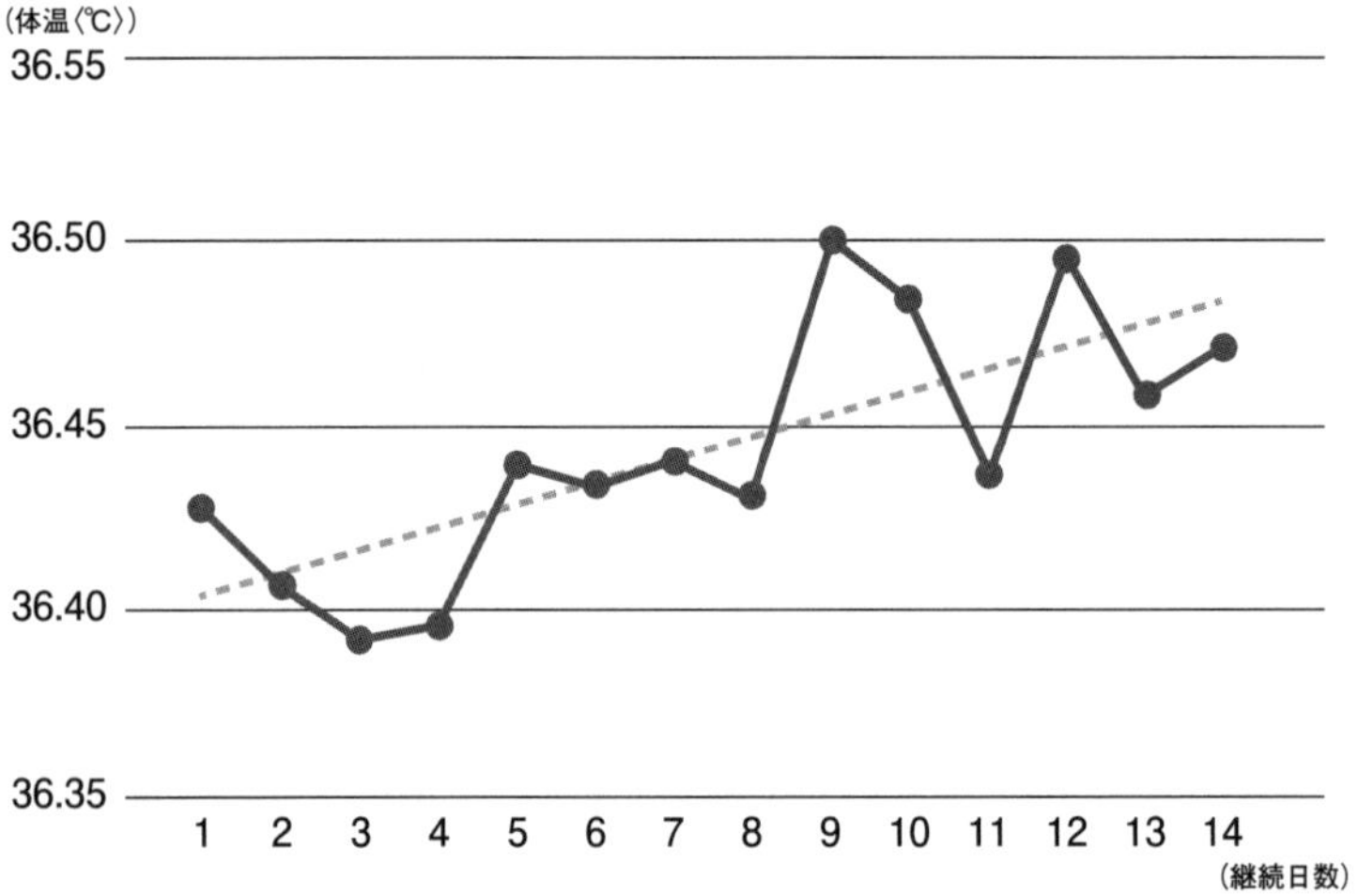

2週間のチャレンジ期間中、参加者には毎日同じ時間帯に体温測定をしていただきました。その結果、1週目の平均値と2週目の平均値を比較すると、**2週目では有意に体温が上がっていました。**

第2回目の純正重炭酸温浴2週間チャレンジでは女性のライフステージにおけるさまざまな課題に着目し、日頃のストレスや冷え、肌質や髪質などのお悩みの女性を対象として実施しました。

調査対象は、全国各地よりご応募いただいた計49名（20~70代）。純正重炭酸温浴剤による純正重炭酸温浴をやはり2週間継続していただき、その前後のストレス・メンタル、冷え、肌質、髪質からなる15問の質問票と、日々の体温測定、便通や気分スコアにご回答いただいています。

この中で特に注目したいのが**便通の悩み**です。2週間の純正重炭酸温浴により、下痢や便秘のお悩みを抱える人の割合は減少し、1週目の平均値では便通に悩む方が22・3％であったのに対し、2週目の平均値では12・3％と**約半数の方で改善**が示されました。

また、**メンタル面の改善も顕著**で、フェイススケールによる主観的不快度は、1週目の平均値に比べて2週目で改善し、気分が明るくなったという回答を多くいただいています。

これらの結果からわかるように、**少なくとも1日20分、週に1～2回は30分以上の純正重炭酸温浴を継続すれば、2週間で体は変わります。**

冷え・低体温の解消が健康につながることは明らかです。現代日本人の冷え、特に女性の低体温は多く、日本抗加齢医学会で発表された研究調査では、民間の3万2000人を対象にしたビッグデータを分析した結果、平均基礎体温が36℃未満の女性は38・8％にも上っていることが明らかにされています。あらゆる不調と病気の根底にある冷えを純正重炭酸温浴でぜひ解消してください。

純正重炭酸温浴について よく知り、ぜひ実践してください

純正重炭酸温浴は、私たちの体に秘められた力を引き出す、最も効果的な健康法といえます。**特別な努力はいらず、お風呂で寝るようにゆったりとリラックスするだけ**で、病気を寄せつけず、不調を改善する効果が期待できるのですから。

以下、第1章では「なぜ入浴時に化学物質を避けたほうがよいのか」、第2章では「純正重炭酸温浴剤の誕生」、第3章では「私たちの体の仕組みと純正重炭酸温浴剤が血流を促進するメカニズム」、第4章では「純正重炭酸温浴の実践法」、第5章では「純正重炭酸温浴で予防・改善が期待できる不調・病気」について、わかりやすく解説しています。

純正重炭酸温浴についてよく知り、あなたの健康、よりよい人生のためにぜひ実践してください。

第1章
石けんやシャンプーを見直そう！

人は自然から遠ざかれば病気に近づく

医聖が遺した至言

「医学の祖」あるいは「医聖」と称されるヒポクラテスは、いまから2500年ほど前の紀元前5世紀、エーゲ海に浮かぶコス島に生まれました。ヒポクラテスが西洋医学の礎を築いたといわれるのは、それ以前の呪術的医療とはまったく異なる考え方――人間の体、健康・病気を自然の現象と捉える、合理的な科学に基づく医学を提唱したからです。

「人は自然から遠ざかるほど病気に近づく」

これは彼の弟子たちによって編纂された『ヒポクラテス全集』に遺された至言の1つです。現代と比べれば、はるかに自然な生き方をしていたはずの古代ギリシャで、自然から遠ざかった生活を送れば健康を害することになるという現代にも通じる不朽の真理に到達した彼こそ、まさしく「医聖」と呼ぶのにふさわしい存在。ヒポクラテスはまた、「真に病を治すのは自己治癒力である」とも述べています。

これらヒポクラテスの言葉を私たちの生活にあてはめて考えてみたいと思います。

現代に生きる私たちの暮らしは自然といえる？

私たち現代人は、自然から遠ざかる方向に歩んでいるといえます。これに異論があるという方は少ないはず。たとえば、発達した交通機関に頼ってあまり歩くことがなく、人工光の下で夜遅くまで光刺激の強いテレビやスマホ、タブレットなどの画面に見入り、太陽光を浴びる時間は少なく、自然環境に触れる機会もまれ……。

もう少し掘り下げれば、自然の摂理に沿わない生活習慣、たとえば過食や偏食、運動不足、睡眠不足など、生活は不規則になりがちです。一方、社会生活においては、忙しく働きすぎ、精神的なストレス過多に苦しむ人は少なくありません。

そして、本書で強調したい化学ストレスが挙げられます。食品添加物などを思い浮かべる方が多いと思いますが、それだけではありません。

薬の常用、体を守る常在菌をも塩素で排除する水道水、化学合成物質の入った石けんやシャンプーなど、私たちを取り巻く環境には化学ストレスとなる物質が蔓延しているのです。

「自然から遠ざからない」ために、自然のめぐみをバランスよく適度に食べ、自然環境の中で体を動かして働き、疲れたら体を休める、そんな生活をしていれば、食べすぎて肥満することも、運動不足になることも、ストレスをため込むこともなく、生活習慣病と無縁の人生を送ることができるかもしれません。しかし現代では、それはむしろ贅沢な生活。

だとしたら、身のまわりの生活習慣の中で、簡単に排除できる病気やストレスの原因を探すのが早道です。そこで、私たちができるだけ使わないようにおすすめしているのが化学物質を含んだ石けんやシャンプー、水道水の残留塩素なのです。

人間を自然から遠ざける化学物質

私たちが注目してきたのは**血流と体温の改善**です。体を維持していくための重要なインフラである血管が健康であれば、健康を守ることができるのは、序章の改善例で紹介したとおり。

一方、**それを大きく阻むのが化学ストレス**です。もちろん、現代的ストレス過多も問題ですが、その対策は生き方を変えるしかありません。むしろ、解決できるはずなのに、ふだんあまり意識されない化学ストレスをコントロールすることに力点を置くべきです。

化学ストレスの要因となるもの、それは化学合成洗剤などに含まれる石油系化学合成物質です。石けんやシャンプーによって皮膚のバリアが壊れると、水道水中の残留塩素や、石けんやシャンプーに含まれる化学物質が皮膚から吸収されやすくなります（経皮吸収）。

石油系化学合成物質は、皮下脂肪に溶けやすく蓄積しやすいうえ、血流に乗って臓器に運ばれにくいため、体内に残留して化学ストレスとなるのです。そして、体内に残留した化学物質は、ストレスホルモン「コルチゾール」などを常時分泌させます。

こうなると、本来ストレスに対抗するためのホルモンが自分の体を傷つける方向に働くことになってしまいます。その一例がコルチゾールによる脳の損傷。血流に乗って脳で吸収され、記憶を司る「海馬」を破壊し、若年性うつ病や認知症の原因になるといわれているのです。

ストレスと血流、自律神経の関係

ストレスが血流を低下させるメカニズムについて、もう少し詳しく説明してみましょう。ここで重要なキーワードとなるのが「自律神経」です。

私たちの体は、私たちの意思とは関係なく自律的に働く自律神経によって制御されています。呼吸や体温、血圧、心拍、消化、代謝、排尿・排便などを自分の意思で行うことができる人などいません。すべて自律神経によって調整されているわけです。

自律神経には、活発に活動しているときに優位となる「交感神経」と、リラックスしているときに優位となる「副交感神経」の2系統があります。この2系統はバランスが大事。この2つがバランスよく交互に働くことによって、人間は活動と休息を適度に取りながら生命活動を維持しています。

では、自律神経のバランスが崩れると、どうなるでしょう。

自律神経の働きはバランスが大事

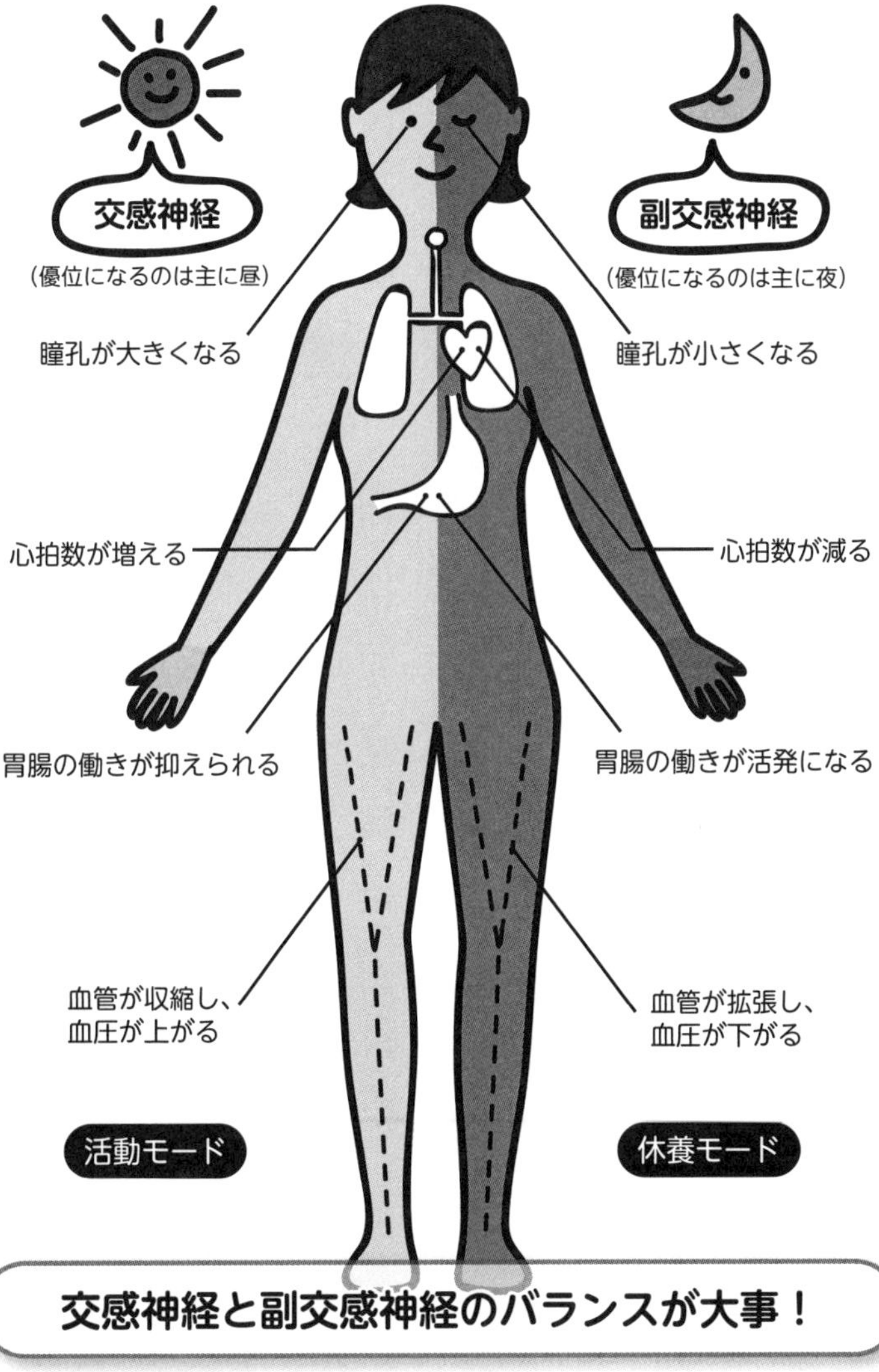

交感神経と副交感神経のバランスが大事！

交感神経の優位が続けば、常に緊張・興奮状態にあるようなものですから、脳と体は休むことができません。血管は収縮し血流は低下し、血圧は上がりっぱなし、全身の血管に負担がかかり、体温は下がります。

では、**副交感神経が常に優位であれば**よいかというと、それも問題です。なにかしようとしても**活動的になりません。**

活動と休息は健全な生命活動の両輪です。**交感神経と副交感神経がバランスよく働くことで、適度な緊張とリラックスした状態が交互に繰り返される**のです。

ストレス過多の現代人は、活動時に優位となる交感神経を使いすぎていて、リラックス時に優位となる副交感神経を使っている時間が少ないことが問題とされています。「よく眠れない」「疲れが取れない」原因の多くは自律神経の乱れです。

そして、いつも忙しく働いて精神的ストレス過多の状態に化学ストレスが加われば、健康状態が悪くなるのは当然のことなのです。

石けんやシャンプーで肌バリアを破壊され、皮下脂肪に化学物質が蓄積して、常時化学ストレス状態に置かれると、常に交感神経が刺激されて、血管は収縮し血流に障害が起こります。

精神的ストレス＋化学ストレスがもたらす恐ろしい状態

ストレスを感じて交感神経が優位になるのは、問題に対処する臨戦態勢に体を切り替えるためです。

このとき、大脳辺縁系の視床下部は交感神経を刺激する司令を出すとともに、脳下垂体に働きかけて「副腎皮質刺激ホルモン」を分泌させます。これにより副腎皮質からは**「コルチゾール」**が、一方副腎髄質からは**「アドレナリン」**が分泌されます。コルチゾールはエネルギー産生や集中力を高める働きがあります。アドレナリンは心拍数を増加させ、血圧や血糖値を上げるように働きます。

これらのホルモンは効き目の強い薬のようなもの。いざというときならともかく、常に分泌され続けると、体に悪影響をおよぼします。

アドレナリンが過剰分泌されると「血流停滞」「内臓機能・代謝の低下」、コルチゾールが過剰分泌されると「炎症反応」「免疫機能の抑制」などが起こります。それだけでなく、自律神経のバランスを崩し、**脳の視床下部にある体温調節中枢も働きにくくなります。**

このような状態がいつも続けば、血流停滞から体温が低下し、体温調節中枢の働きが悪いことによって冷えれば冷えっぱなしの低体温ができあがるわけです。こうなると、体中の臓器に血液が届かなくなり、負担がかかってしまいます。長く続けば、不調や病気の原因となってしまうのです。

ウイルスや細菌と戦う免疫細胞のリンパ球は、副交感神経に支配されて働き、体温が高いほど活性化し、血流が高いほどリンパ球の流れもよくなりますから、逆に血流が悪化すると免疫機能も低下します。

マウスを使って、コルチゾールの分泌量を測定した研究についても紹介しておきましょう。この研究では、せまいカゴに閉じ込めただけで、マウスはストレスを感じてコルチゾールを分泌し、血流を低下させ体温が低下しました。化学物質を与えても、抗菌剤入りの石けんやシャンプーで皮膚を洗ってもストレスを感じ、コルチゾールを分泌させることがわかっています。

精神的なストレスと違って、本人が意識しないまま、知らず知らずのうちに健康を害してしまう「サイレントストレス」がいかに怖いものか、注意して生活習慣を見直す必要があるのではないでしょうか。

ストレスが体全体に与える影響

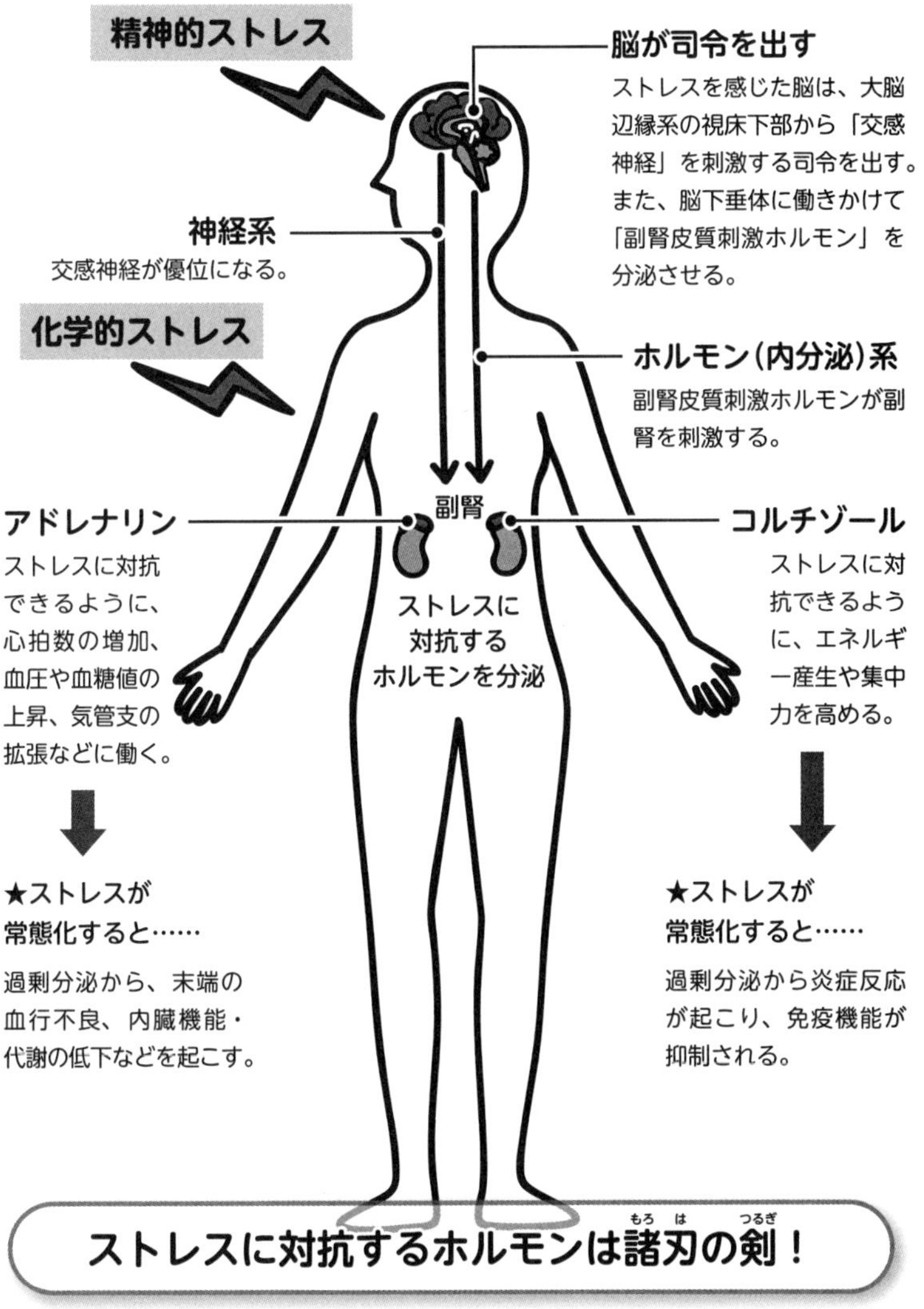

ストレスに対抗するホルモンは諸《もろ》刃《は》の剣《つるぎ》！

化学物質の使用を見直す時代

私たちの身のまわりには、あらゆるところに人工的な化学物質があります。建材に使用され、食品に添加され、石けんやシャンプーに使われ、水道水には消毒のために添加された塩素が残留しています。

すぐ傷んで食べられなくなる食品の日保ちをよくするために食品保存料が、感染症の危険を少しでも小さくするために抗菌剤や殺菌剤が開発され、私たちはそれを受け入れてきました。ありとあらゆる化学物質は、世界をよくするために開発され、「便利」で「衛生的」な方向に世界は歩んできたのです。

その事実を無視して、**化学物質すべてを危険視しすぎるのも問題**だと思います。けれども、それを見直すべき時代になってきたのではないでしょうか。便利さや衛生的な環境、そして経済効率を追い求めるあまり、私たち人間は自然から遠ざかっていないでしょうか?

避けたほうがよいと私たちが考えるのは、食品添加物ではありません。**食品添加物に大きな蓄積性はなく、解毒可能な摂取量で問題はない**とされています。健康への大きな影響はなく、長期的な被害はゼロではありませんが、大きな危険はないように思います。微量で蓄積性がなければ腎臓や肝臓などに備わっている解毒機能で解毒が可能です。**避けたほうがよいのは、化学物質を含む石けんやシャンプー、水道水に含まれる残留塩素**です。その理由を欧米で起こった出来事を例に紹介しましょう。

アメリカのＦＤＡが鳴らした警鐘

２０１５年６月、ＥＵ（ヨーロッパ連合）の専門機関であるＥＣＨＡ（ヨーロッパ化学機関）は、「トリクロサン」という化学物質を含む衛生用品（抗菌石けんやシャンプー、抗菌洗剤など）の販売を禁止する決定を下しました。

トリクロサンの安全性はそれ以前から疑問視されていたうえ、調査研究の結果、トリクロサンの抗菌効果は通常の石けんと変わらず、体内に吸収される量が安全基準を超えると判断したからです。

ＥＵの決定から１年後の２０１６年９月、アメリカのＦＤＡ（食品医薬品局）は特定の成分を含む抗菌石けんや抗菌洗剤の一般販売を全米で禁じることを発表しました。

メーカーに対して、19種類の成分の安全性と抗菌効果の有効性を立証するデータの提供を義務づけ、その結果が納得のいくものではないと判断したのです。

アメリカで販売が禁じられたのは、トリクロサンをはじめとした19種類の化学物質が成分となっている抗菌石けんや抗菌洗剤。19種類の化学物質の中には、トリクロサンと化学構造が類似したトリクロカルバンという物質も含まれています。

これを受けて、日本の厚生労働省も同年の9月下旬、、19種類の化学物質を含む薬用液体石けんなどの家庭用品800品目について、1年以内にほかの成分に切り替えるように化粧品工業会と洗剤工業会に通達を出しました。

しかし、これは薬用石けんに限定されたもので、**汗ふきシート、歯磨き粉、化粧水、シャンプーなどの日用品は、いまでも対象外**です。また、トリクロサンに替わって使われ出した塩化ベンザルコニウムの安全性を疑問視する声もあります。

19種類の化学物質はなぜ使われてきたのでしょうか?

代表的なトリクロサンとトリクロカルバンは「抗菌作用」が高いとされ、40年ほど前から、石けんやボディソープ、シャンプー、歯磨き粉、化粧品、家庭用洗剤など、あらゆる家庭用品に使われるようになりました。なお、抗菌作用とは細菌の繁殖を抑える作用で、細菌を殺す殺菌作用ではありません。

有効性と安全性の両面から、この成分を問題と考える声がなかったわけではないのですが、**使用が禁止されるまで結局40年という長期にわたって使用されてきました。**

過度な衛生指向も自然から遠ざかることに

トリクロサンをはじめとした19種類の化学物質を含む石けんやシャンプーは、欧米でも日本でも、現在は販売されていないはずです。

「じゃあ、問題ないのでは？」

そう思われる方がいらっしゃるかもしれません。

たしかにトリクロサンは、石けんやシャンプーには使われていませんし、欧米では合成化学物質を使用していない自然由来成分を使ったオーガニックな家庭用品や、シャンプーを使わない「ノー・プー」が常識となりつつあるようです。

では、日本ではというと、泡立ちをよくする界面活性剤や防腐剤を含んだ石けんやシャンプーがまだまだ主流。

私たちが化学物質を含む石けんやシャンプーを極力使わないようにおすすめするのは、こうした状況に加え、日本人特有の過度な衛生指向（洗いすぎ）があるからです。人間の体には、細胞の数より多い１００兆個ともいわれる細菌が共生して健康を保っています。常在菌をも排除してしまう過剰な手洗い、洗顔、体の洗浄、シャンプーは、健康の基盤を壊す行為といえるのです。

ところが、現代的で清潔な環境で育った人は、豊かな自然環境の中にいても汚れることをたいへん嫌がります。ウイルスや細菌による感染症をおそれ、１日に何度も抗菌石けんで手を洗う習慣がある人は少なくないようです。

トリクロサンは、こうした過度な衛生指向の産物。細菌の繁殖を抑えるために、安全性が二の次になって40年間も使われ続けてきたと記したらいいすぎでしょうか。

どこまで安全性を求めるべき？

化学物質を含む石けんやシャンプーをできるだけ使わないほうがよいという私たちのような主張に対して、「安全性は確立されている」という反論があります。

では、トリクロサンはどうなのでしょう？　安全だとして長年使用されてきたものの、発がん性や薬剤に強い耐性菌を生み出す危険性、甲状腺のホルモン分泌を撹乱する作用、免疫細胞の多くが存在する腸内細菌叢《そう》を変化させる作用などが指摘され、前述したように、**トリクロサンを含む抗菌石けんや抗菌洗剤は発売禁止になりました。けれども、日本では汗ふきシート、歯磨き粉、化粧水、シャンプーなどの日用品に使用することは禁じられていません。**このように、後手にまわる対応があるかぎり、安全といわれても「本当？」と思わざるをえないのではないでしょうか。

安全性について疑問視され、アレルギー疾患などの発症や悪化に関係があるとされた研究報告がなされたにもかかわらず、今でも多くの日用品に使用されている「パラベン」について考えてみましょう。

パラベンとは家庭用日用品や医薬品などに防腐剤として広く使われている化学物質。主に細菌の繁殖を抑える目的で、石けん、シャンプー、化粧品、保湿剤などに配合されていて、日用品の成分表示欄には、「パラオキシ安息香酸エステル」などの名称で記載されていることもあります。

パラベンと前述したトリクロサンのアレルギー疾患に対する影響に関して、大規模な疫学研究報告が2019年5月になされました。金沢大学や国立研究開発法人国立成育医療研究センターなど複数の研究機関によるものです。

調査対象となったのは、アトピー性皮膚炎、食物アレルギー、気管支ぜんそく、アレルギー性鼻炎、アレルギー性結膜炎をもつ乳幼児236人、石川県志賀町の40歳以上の全住民2801人、国立成育医療研究センターのアレルギー科に通院中でアレルギー疾患をもつ患者さんとその家族ほか240人です。

この研究報告は、化学物質がアレルギー疾患の要因となっていることを明らかにし、さらに重要なことを指摘しています。

①パラベンや殺菌剤、化学物質を含む石けん、シャンプー、化粧品、保湿剤（外用剤）などを使用する際は、頻度をできるだけ少なくすることによってアレルギー疾患発症を抑制する必要がある。

②乳幼児では、パラベン類などの使用を最小限にとどめる必要がある。

③2016年9月以降、トリクロサン含有商品の販売が差し控えられたにもかかわらず、トリクロサンを含む薬用石けんなどが使用されていた。トリクロサンは明らかにアレルギーを引き起こすことから、その使用を控えることが必要である。

パラベンは本当に「安全性が確立されている」化学物質なのでしょうか。

泡立ちよければすべてよし？

実は安全性に疑問があるのに使用されている化学物質は、パラベンだけではありません。シャンプーや石けん、歯磨き粉、家庭用洗剤などに幅広く使われている**「ラウリル硫酸ナトリウム」**は、本来「細胞毒性」（細胞に直接害を与える性質）のある化学物質です。同じような成分に、より刺激が少なくなるように改良された**「ラウレス硫酸ナトリウム」**があります。

この成分は水分と油分をなじみやすくし、汚れを泡立てて落とす「界面活性剤」。1930年代からシャンプーなどに使われてきました。現在も使われているのは、配合されているのが微量であり、正しい用法を守れば人体にはほとんど影響がないとされているからなのですが、体質や健康状態によっては影響が出ないとはいえません。

1991年にデンマークで行われた研究では、70名の健康な被験者にこの成分を接触させることで**肌の保湿維持機能の低下**がみられたと報告しています。

１９９４年のオレゴン・ヘルスサイエンス・ユニバーシティの調査では、肌の弱い方や疾患のある方への炎症促進がみられたことがわかっています。

２０１９年に北欧各国の歯科学校が合同で行った研究においては、ラウリル硫酸ナトリウム入りの歯磨き粉による、**あごの上皮細胞の変形・変性などの可能性があるこ**とが示されています。

これらは短期間の直接的な健康被害に関する研究結果です。では、これが**長期間にわたったらどうなるでしょう。危惧されるのは、化学物質の長期刺激による交感神経の優位と、それに伴う血流低下、そして低体温です。**

皮膚から吸収される化学物質

お肌がもっているバリア機能

薄い組織である皮膚は、人間の体の中でも弱い組織のように思えますが、体内に侵入する有害物質から体を守る重要なバリア機能を備えています。

皮膚は皮脂腺や汗腺で毛細血管とつながり、体内からの汗や水分、余分なミネラルなどの排泄器官であると同時に、他人には移植できない免疫組織。１兆個もの常在菌によって有害な細菌などから体を守り、炎症も防いでいます。

畳1畳ほどもある毛のない皮膚は、人間だけがもつ特殊臓器で、高度な情報処理能力をもつことから「第3の脳」とも呼ばれます。

皮膚は「表皮」と「真皮」の2層構造。わずか0・4〜1・5㎜の薄いバリアのいちばん外側に「皮脂膜」があります。

皮膚の構造とバリア機能

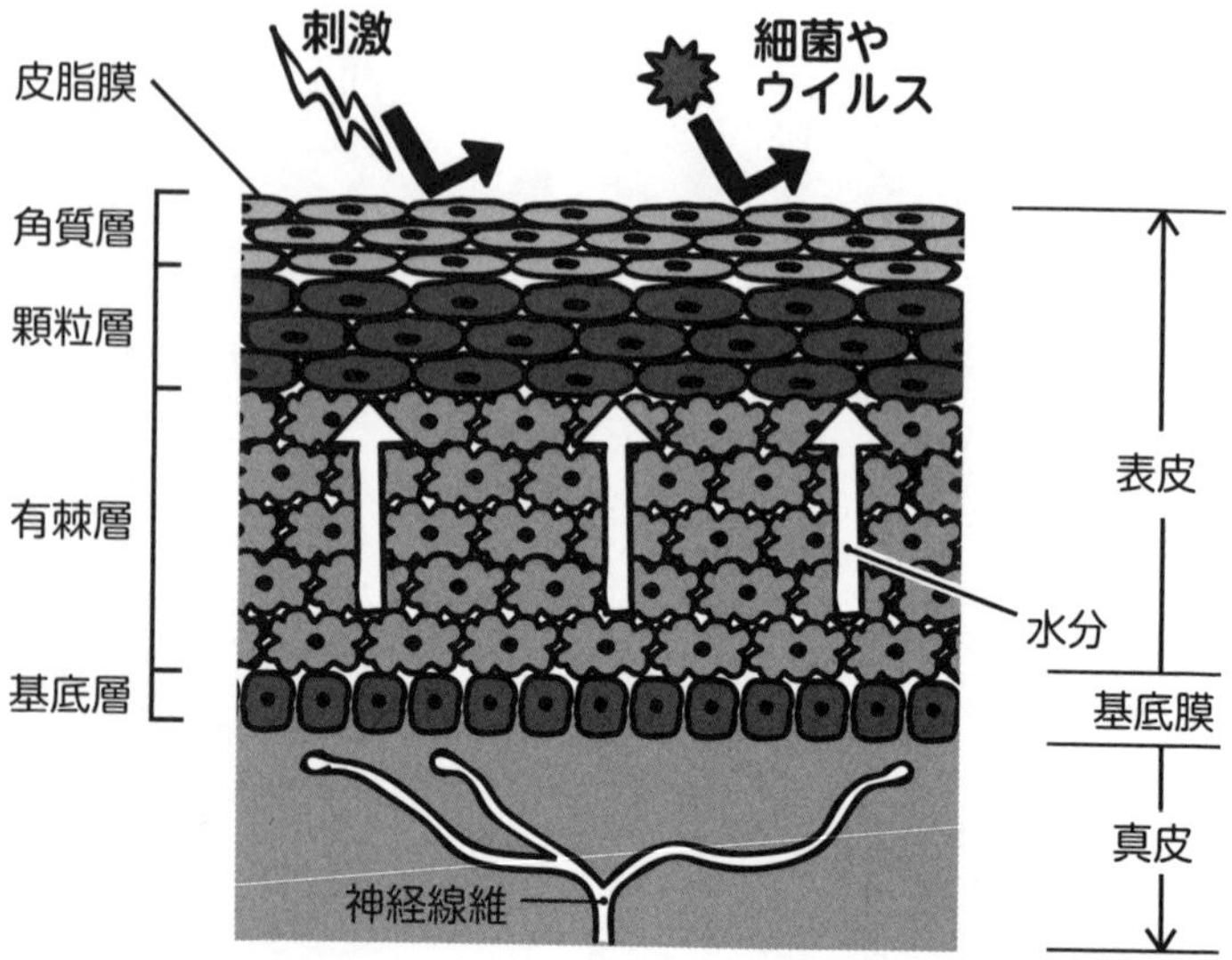

皮膚のバリア機能を担う第一の器官は、皮膚のいちばん外側で外界と接する表皮の「角質層」と呼ばれる皮膚の最外層にある防壁。表面の皮脂膜には無数の常在菌が共生していて弱酸性に保たれ、ウイルスや細菌などの有害物質からの攻撃を跳ね返します。

たとえ皮脂膜を突破されても、角質細胞の間にすき間なく存在する「セラミド」(細胞間脂質)がさらなる侵入や、化学物質などの浸透を阻みます。セラミドは水と油の両方になじむ性質をもっています。

バリア機能を担う第二の器官は、表皮と真皮の間にある「基底膜」と呼ばれる接合膜です。ウイルスや細菌、化学物質などの侵入を防ぎ、お風呂に長時間浸かってもふやけない防水機能や、老廃物の運搬、栄養補給などの役割も果たしています。

バリアを構成する皮脂を洗い流してしまう化学洗剤

角質層の構造を破壊して**バリア機能も損なう原因となるのが、洗浄力の強い化学物質を含む石けんやシャンプーなどによる洗いすぎ**です。高性能な界面活性剤や、抗菌剤などを含む化学合成洗剤で角質層の皮脂を洗い流してしまうことになり、さらに**バリア機能の一端を担っている常在菌も除去してしまう**ことになるからです。こうなると、皮膚が本来もっている皮膚のバリア機能は破壊され、皮膚を通して化学物質が体内に吸収されてしまい、化学ストレスによる不調を招くことになります。

「そんな大げさな」と思われる方がいるかもしれません。でも、よく考えてください。洗剤で食器を洗うと、手がボロボロに荒れてしまうことはありませんか？　入浴後にお肌が乾燥することはありませんか？　界面活性剤入りのシャンプーを使うと髪が乾燥し、ツヤがなくなりませんか？　頭皮が荒れて抜け毛が増えませんか？

健康で皮膚が強い方なら問題は小さいかもしれません。けれども、アトピー性皮膚炎などの皮膚疾患に悩む方や、加齢によってセラミドが減少した高齢の方、肌の敏感な赤ちゃんはどうでしょう？　そして、どんなに皮膚が健康な方でも毎日毎晩洗いすぎていたら、肌は乾燥気味になってドライスキンになりかねません。

お肌から体に吸収され、皮下脂肪に溶解・蓄積される化学物質

ドライスキンによるバリア機能の低下は、皮膚にトラブルのある方や高齢者だけでなく、誰にでも起こりえること。洗浄機能の強い化学合成物質を使った石けんやシャンプーをいつも使用していて、過度に清潔指向の方は特に注意が必要です。

皮膚が健康であっても接触する頻度が高ければ、化学物質は皮膚から少しずつ吸収され、皮下脂肪に溶解・蓄積します。皮膚は吸収器官でもあるのです。

「まさか」と思う方は、湿布薬を思い浮かべてください。湿布薬などの成分は皮膚から吸収され、急速に皮下に浸透してその効果を発揮します。湿布薬には皮膚のバリアを壊す「経皮吸収促進剤」などが用いられているから吸収が速いのです。

一方、**液体石けんやシャンプーには、たいてい抗菌剤や防腐剤が含まれています。長持ちさせるためです。**１日に何度も石けんで手を洗えば、表皮のいちばん外側にある角層「皮脂膜」の皮脂が洗い流され、さらに抗菌剤や水道水中の残留塩素が皮膚の常在菌を排除し、防御構造が崩れてバリア機能は無力化されて、化学物質は、なんなく経皮吸収されます。

入浴時は全身の皮膚が化学物質にさらされることに

手を洗う程度ならまだしも、入浴時は畳1畳分もある大面積の皮膚がすべて露出するわけですから、バリア機能の低下と化学物質の経皮吸収のリスクは高くなります。

体の部位によって経皮吸収率は異なり、特に経皮吸収率が高い粘膜質の生殖器では腕などの42倍にも。男性より脂肪が多い女性は、吸収された化学物質の蓄積リスクが高いと考えられることから特に注意が必要です。

体内に浸透した化学物質は、分解・排出されにくいためストレスとなります。ストレスを感じた脳は、対抗するために副腎からストレスホルモンを分泌させます。

お風呂は化学物質を経皮吸収しやすい

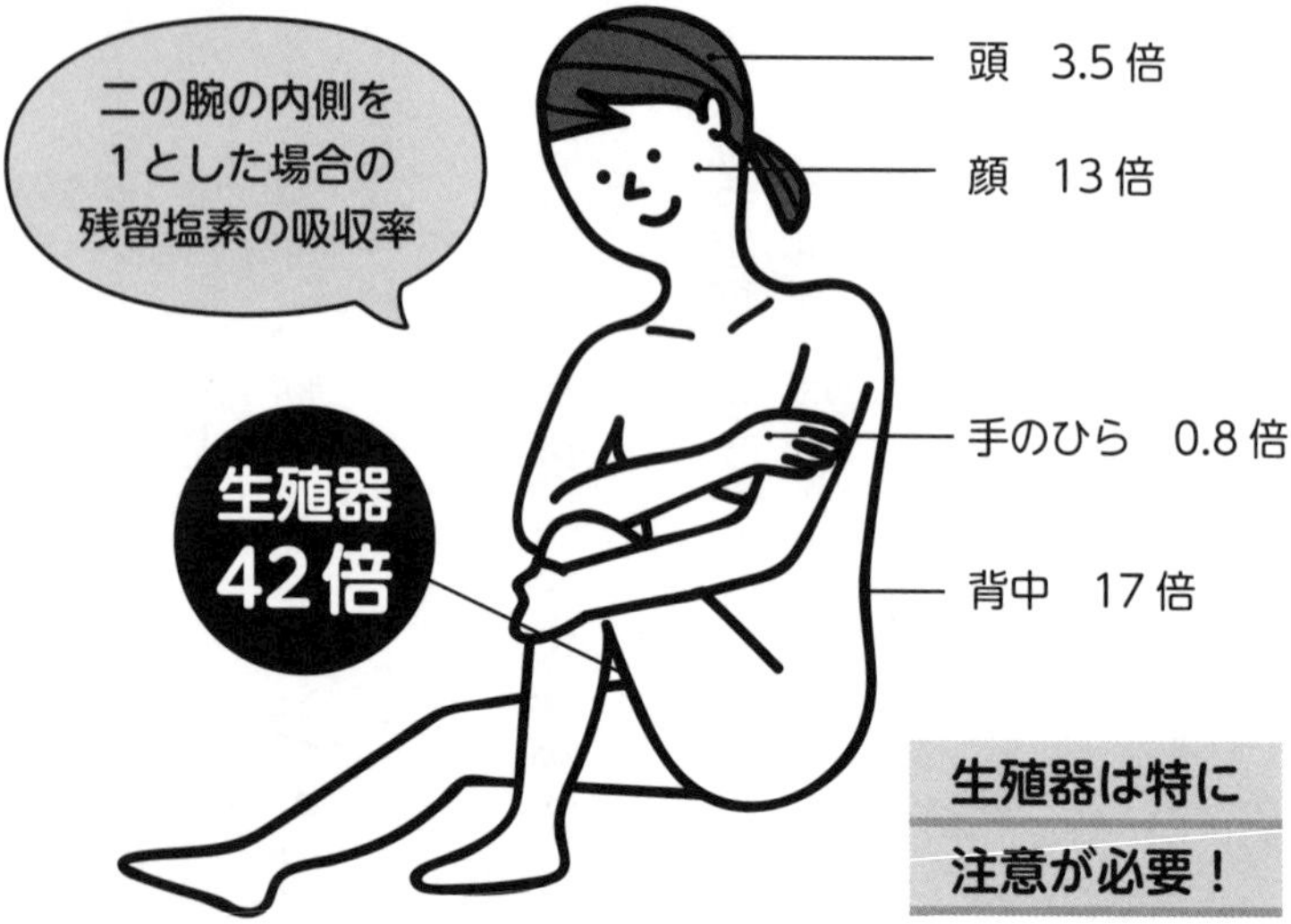

　これが一時的なものなら問題はありません。ところが毎日のことになれば、交感神経は常に優位となって自律神経のバランスを崩し、分泌され続けるストレスホルモンが血流を停滞させて体温を下げるとともに、自らの体を傷つける刃となってしまうのです。これが四六時中体に負担をかける化学ストレスの正体です。

　常に交感神経が優位になった状態では、血流停滞が慢性化します。毛細血管はどんどんゴースト化し、血管障害を起こしやすくなってさまざまな病気を招くリスクが高まることになります。また、低体温が常態化し基礎代謝や免疫機能の低下も避けられません。

体に常時化学ストレスを与え、交感神経を優位にして血流を低下させて健康を害する**最大の原因は、紫外線でもウイルスでもなく、皮膚のバリアを破壊する界面活性剤などを含む化学合成洗剤の石けんやシャンプー**なのです。

化学物質の悪影響は長期的に評価すべき

化学物質が経皮吸収されることとは、アメリカのＦＤＡ（食品医薬品局）が販売を全面的に禁止した石けんやシャンプーなどに含まれていたトリクロサンなど19品目の安全性を調査したミシガン大学の研究報告などで明らかになっています。

ミシガン大学の調査では、調査対象となった90人中37人の尿・血液・鼻水・母乳などからトリクロサンが検出されました。これはトリクロサンが経皮吸収されるだけでなく、体内で分解されにくいことを示しています。

通常、体内に取り込まれた有害物質は肝臓で分解され、尿や胆汁《たんじゅう》に排出されるのですが、解毒作用が追いつかないときや、分解されにくい物質は体内に滞留したあと、そのまま排出されるのです。その間ずっと体にストレスを与え続けます。

「微量だから心配はない」

「重大な障害にはつながらない」

化学物質が安全だと信用して、リスクを否定するこのような意見は、あくまでも化学物質が病気や障害に直接つながるかどうかという視点に立ったもので、長期的な影響を無視したものではないでしょうか。

たしかに病気と原因の因果関係を解明するのは、たいへんハードルが高く、ましてや「化学物質の経皮吸収」→「自律神経の乱れ」→「血流の低下」→「免疫低下」→「海馬の破壊」→「病気の発症」という複雑なサイクルを証明するのは至難のわざですから、ミシガン大学の研究報告のような状況証拠と、論理的な推論から導いた仮説であることは否定できません。

しかし、化学物質が病気や障害に直接つながるかどうかだけでなく、健康を体全体から見れば、化学物質は自律神経のバランスを乱す化学ストレスとなる可能性があり、腸や皮膚への負担となるとともに、万病の元である血流停滞と低体温を招く要因となることがわかるはずです。そして、免疫＝自然治癒力の低下が、不調から病気にいたる悪循環を断ち切ることを難しくすることも理解できるのではないでしょうか。

化学ストレスフリーで健康を取り戻す

「バスロスゼロ」を目指して

ここまで説明してきた理由から、私たちは**「バスロスゼロ」**の健康入浴習慣を提案しています。バスロスとは「入浴時に失うもの」を意味し、これまで無意識に続けてきた入浴習慣がさまざまな不調の原因となりえることを表す言葉です。

バスロスゼロの柱となるのは、もちろん、**純正重炭酸温浴剤**です。**十分な自然洗浄力があるため、皮膚に刺激のある石けんやシャンプーを使わなくてすみ、純正重炭酸温浴剤に配合されたビタミンCが水道水中の残留塩素を瞬時に中和します。**

欧米では、抗菌剤入りのボディソープやシャンプーなど液体合成化学洗剤の家庭用品を全面販売禁止し、化学合成洗剤からオーガニック商品に切り替わりつつあります。

化学物質フリーを実践するため、シャンプーを使わない洗髪スタイル**「ノー・プー」**（ノー・シャンプーの略）もブームになりました。日本でも「湯シャン」と呼ばれて話題になりましたが、定着しなかったのは「洗った気にならない」という理由が多かったようです。残念ながら、シャンプーに慣れたきれい好きがすぎる日本人には合わなかったのかもしれません。

洗髪スタイルをリニューアルする

「ノー・プー」ブームが起こったのはアメリカです。最先端の美容情報に敏感なハリウッドセレブやモデルがいち早く実践して発信したのをきっかけに、一気に広まったといわれています。

ふり返ってみれば、日本人がシャンプーを使い始めたのは１９６０年代で、それ以前は素朴な石けんが使われていました。毎日のシャンプーが習慣になったのは１９９０年代だという指摘があります。

むしろ、シャンプーやリンスで毎日洗髪するようになったいま、頭皮のトラブルや薄毛に悩む人、特に男性が増えているのは、シャンプーという洗浄剤が人体にとって化学ストレスとなっていることを示唆しています。

美容形成外科医の宇津木龍一さんはノー・プーを継続して実践し、薄毛がストップしただけでなく髪が増えてきたという体験談を出版していました。

頭皮も含めた健康な皮膚のターンオーバーの目安は約28日で、古い角質や皮脂は自然とはがれ落ちます。水やお湯で丁寧に流すだけで、頭皮や髪はきれいになるのです。むしろ、シャンプーで皮脂分を除去しすぎることが頭皮の健康を損なうと指摘している皮膚科のお医者さんもいます。

もちろん、これがすべての人にあてはまるとは限りませんが、**シャンプーを使うなら、自然由来成分主体のオーガニックシャンプーを、できればノー・プーを**おすすめします。普段はノー・プーで髪と頭皮を洗い、汗をかいたときなど頭皮の汚れが特に気になるときだけ、オーガニックシャンプーを使うのが賢い選択かもしれません。

純正重炭酸温浴剤には、古くから洗浄剤として知られる重曹とクエン酸という自然素材が用いられ、水道水中の残留塩素を中和して無害化できる機能がありますから、**純正重炭酸温浴だけで体も皮膚も髪もきれいに洗うことができて、気になるにおいを落とすことができる**のです。

日本の水道水は安全？

　なぜ水道水に塩素が投入されているのかといえば、水源である川や湖の水の中に存在する細菌などを除去するため。塩素で消毒された水は、有害な細菌が入り込まないように水道管を通って各家庭に送られます。家庭へと運ばれた水道水の中には、塩素が残ったままになっています。これが残留塩素です。

　誰もが安全に水道水を利用するために、塩素消毒は必要な措置ですが、敗戦後の日本を占領下においたＧＨＱ（連合国軍最高司令官総司令部）から出された指令の影響で制定された水道法は、元は荒廃して衛生環境が劣悪化した日本における伝染病防止策でした。

　諸外国の残留塩素濃度の基準をみると、ドイツでは０・05mg／Ｌ以下、フランスやスイスでは０・１mg／Ｌ以下、アメリカでは０・５mg／Ｌ以下（東京大学工学部都市工学科による調査結果）。これに対して日本は０・１mg／Ｌ以上。**日本では法律で残留塩素の上限を定めていない**のです。気候風土や環境の違いがあるため、一概にはいえませんが、日本の処置は適切なのでしょうか。

塩素濃度基準の各国比較

各国の濃度基準

日本	**0.1mg/L以上**	オランダ	0.2mg/L以下
韓国	0.1mg/L以上	スイス	0.1mg/L以下
アメリカ	0.5mg/L以下	ベルギー	0.25mg/L以下
ドイツ	0.05mg/L以下	EU	安全に支障のないこと
フランス	0.1mg/L以下		

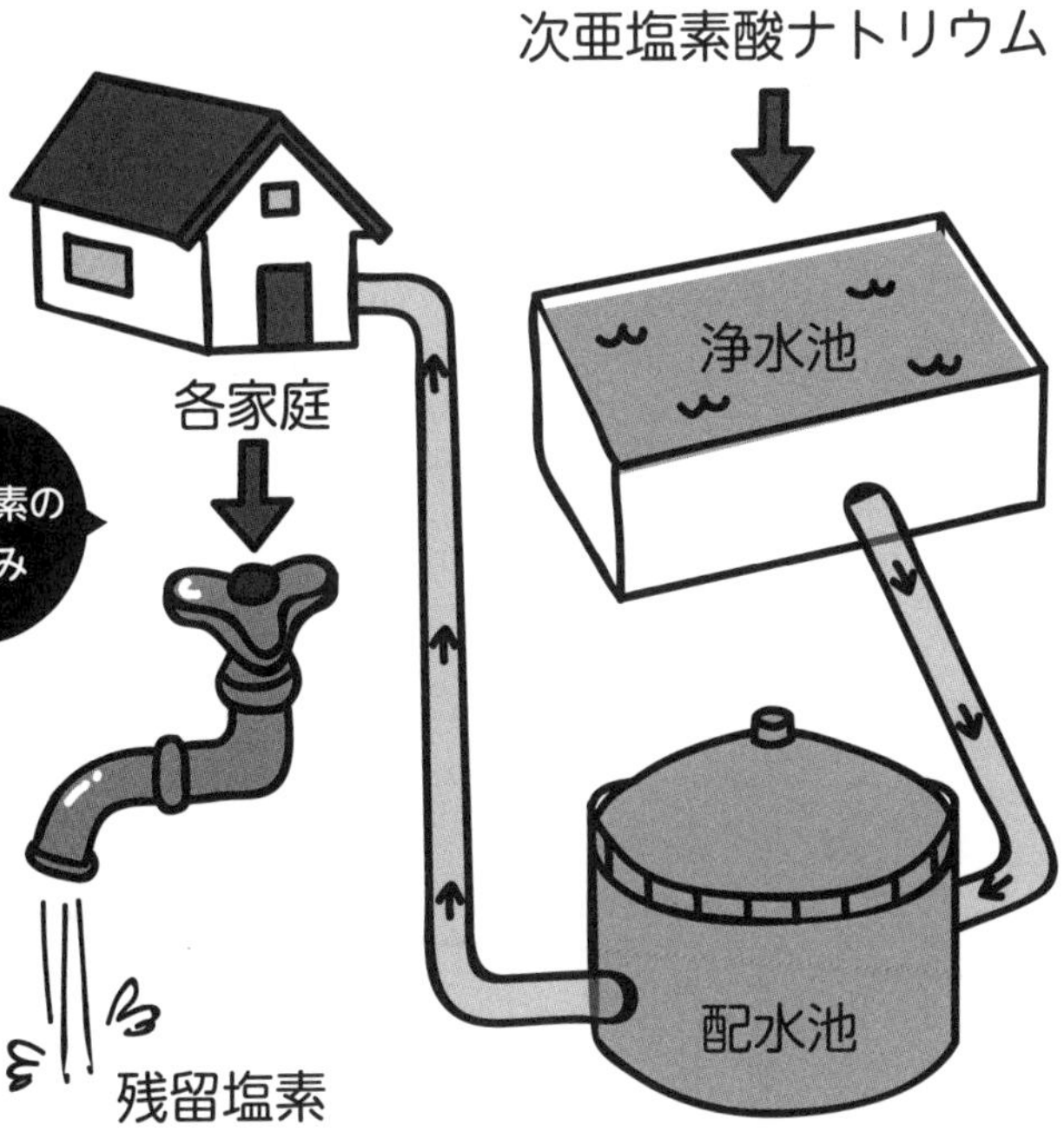

各国の残留塩素濃度基準は、東京大学工学部都市工学科の調査（1991年）による

日本にも上限の目安はあります。浄水処理工程の管理指標となっている「水質管理目標設定項目」の目標値は「1㎎／L以下」。**目安ですから、超えることもある**ということです。取水地の水質や季節、水道設備などによって、残留塩素の濃度は変動します。水質がよくないところや、細菌の繁殖しやすい夏季には、塩素の投入を増やすため濃度が高くなる傾向があるようです。

日本各地の都市の残留塩素の数値を確認すると、欧米に比べて残留塩素の濃度が高いのは間違いありません。ヨーロッパでは湧き水や地下水から取水していることが多く、水質がよいため塩素消毒の必要性が低いといわれていますから、それらに比べて濃度が高いのはやむをえないものの、健康面に対する影響を心配する声は多く見られるところです。

残留塩素は腸や皮膚に負担をかける

免疫学者として著名な、東京医科歯科大学の藤田紘一郎名誉教授（故人）は、水道水の残留塩素が腸内細菌叢（1000種以上ともいわれる腸内細菌が腸に棲みついている状態）に悪影響を与える可能性があることを指摘しています。

腸は免疫細胞の約70％が存在する重要な器官で、腸内環境の悪化は免疫機能の低下につながります。残留塩素が直接的に健康に与える影響は小さくても、免疫機能の低下から間接的に病気を招きかねないのであれば、できるだけその影響を小さくしたほうがよいと考えるのは当然のことです。

本書が重視する皮膚に対する負担は、もっと大きく、その影響を確認してみましょう。

水泳の国際大会ではプールの殺菌には、塩素は使用禁止でオゾンが使われます。「選手の健康を守るため」「パフォーマンスの低下を防ぐため」です。つまり、これは塩素が選手の健康とパフォーマンスに悪影響を与えることを避けるための処置。

塩素が皮膚への負担となることを示した研究論文もあります。皮膚科医師の関太輔氏らの研究グループは、水道水と同じくらいの遊離残留塩素濃度の水と、ごくわずかな濃度の残留塩素を含む水に浸かったあとの状態を比較して、アトピー性皮膚炎の患者の一部は、公共のプールなどでの頻繁な水泳や入浴によって、皮膚の乾燥や炎症悪化を招くと結論づけています。

残留塩素がアトピー性皮膚炎の症状を悪化させることは、多くの皮膚科医も指摘しています。序章で紹介したアトピー性皮膚炎の患者さんの症状改善例は、純正重炭酸温浴の残留塩素中和効果によるものと考えて間違いありません。また、皮膚への刺激が少ないぬるめの純正重炭酸温浴による自律神経の調整作用が好ましい影響をおよぼしていることも考えられます。アレルギー性疾患発症の要因に免疫系の過剰反応があり、交感神経と副交感神経のバランスを整えることによって免疫系の働きを調整することができると考えられるのです。

アトピー性皮膚炎の方にかぎらず、ドライスキン気味の方、肌トラブルのある方は、入浴する際、残留塩素を除去する工夫をされること、または**残留塩素を中和できる純正重炭酸温浴剤を使用**されることを強くおすすめします。

第2章 純正重炭酸温浴剤の誕生と健康効果

純正重炭酸温浴の発想源はドイツの重炭酸泉

自然治癒力を引き出すドイツの温泉療養

家庭で気軽に純正重炭酸温浴が楽しめる純正重炭酸温浴剤は、2009年に小星重治氏によって開発されました。大手カメラ・写真メーカーに勤務していた小星氏が、なぜ健康に関連する入浴剤の開発を思い立ったのか、この経緯はたいへん興味深いものがあります。

開発センター長だった小星氏は、ドイツに建設された現地工場の建設責任を任され、頻繁にドイツへ渡航し、滞在していました。

当時、開発部門の責任者として仕事に追われ、疲れ切っていたうえ、アメリカ経由で十数時間もかかるヨーロッパ便で疲労困憊《こんぱい》した小星氏が出会ったのが、世界的に有名な南ドイツの療養地（クアオルト）でした。「クアア」は療養のために滞在することを、

「オルト」は地域を意味します。

南ドイツには療養地が点在し、小星氏が愛用したフランクフルト近郊の「バート・クロツィンゲン」のほか、古代ローマ時代の浴場跡が残り、「ヨーロッパの大温泉保養都市群」として世界遺産に登録された「バーデン＝バーデン」、フライブルク近郊の「バート・ナウハイム」などの温泉療養地がよく知られています。

ドイツのクアオルトは単なる保養地ではなく、**健康保険制度に組み込まれたもので厳格な基準を満たしたもの**でなければなりません。

クアオルトは、ドイツ医療の理念である**「自然治癒を引き出す」治療を基本としています。**生活療法と自然療法が二軸となって、温泉に恵まれた南ドイツでは自然療法の一環として温泉療養が実践され、さまざまな心身の治療法と組み合わせられて提供されているのです。

「こうした温泉療養地にはベッド数１５００床程度の温泉病院があり、80名ほどの医療従事者や専門医が常駐していて、ドイツの人々は医師のアドバイスを受けながら温泉湯治をして４週間ほどを過ごします。がんや心臓病などの難病をはじめ、あらゆる病気の治療が行われていました」

バーデン=バーデンのフリードリヒ浴場

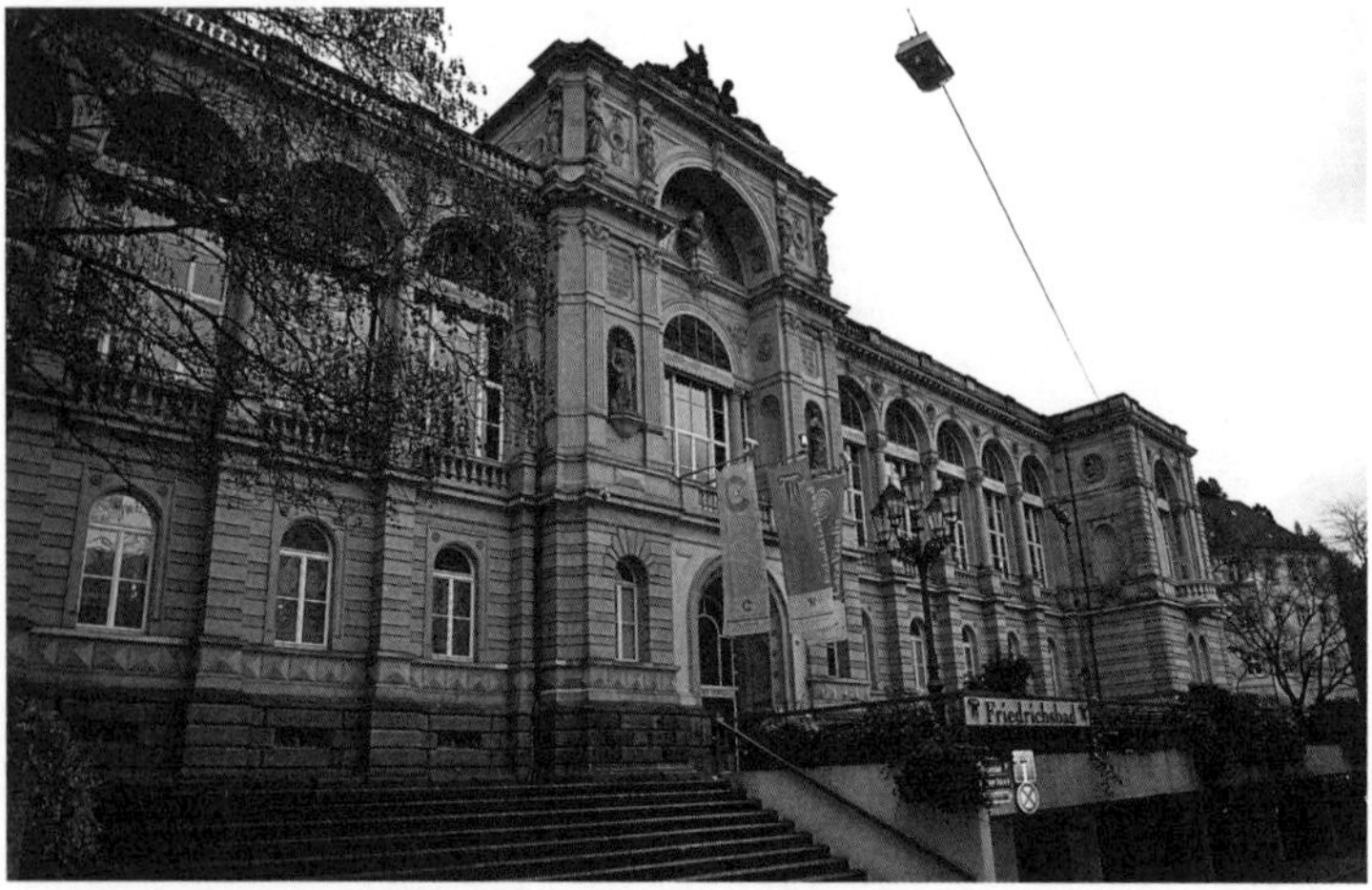

有数の温泉療養地として、ヨーロッパ中の王侯貴族や文化人に好まれた。

　ここからもわかるように、ドイツの温泉療養の主眼となるのは、あくまでも「自然治癒を引き出す」こと。医療はそれを十分に理解したうえで温泉療養をサポートします。

「バート・クロツィンゲンにある『ビタクラシカ』という温泉館の看板を見て納得。その看板は、腰の曲がった3人の老人が杖を突きながらこの町に来て、健康保険で温泉湯治療養を数週間したのち、帰るときには腰がピンとするほど若返り、杖を捨てて元気に帰る姿をモチーフにした人形で構成されていました。ここに温泉が医療として利用されている理由が示されています」

バート・クロツィンゲンの看板

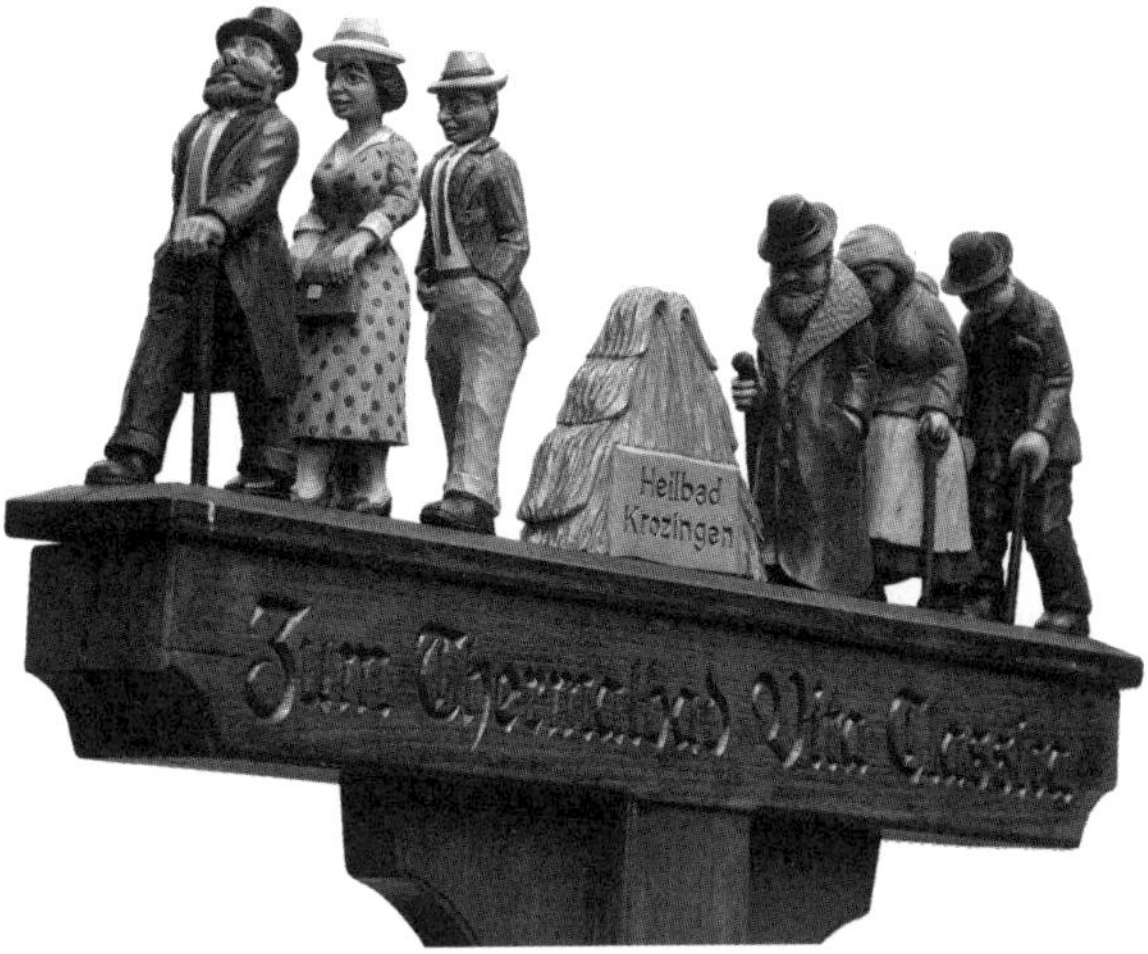

療養前の老人3人（写真右）が、療養後（写真左）には元気な姿で帰っていく。

人形で構成されたこの看板は、ドイツの医療に対する考え方——**薬に頼るのではなく、自然療法によって自然治癒を強化して元気になる**——をみごとに表現しているのではないでしょうか。古くから行われてきた温浴療養によって、多くの方が健康になってきたことがわかります。

炭酸泉を再現する入浴剤開発

驚くほど疲労回復効果の高いドイツの温泉を体験し、ドイツの温泉にすっかり魅了された小星氏は、**お湯を日本にもち帰り、いつか家庭用入浴剤を開発したい**という思いを募らせます。

血流が上がって体が芯から温まる秘密は泉質にありました。ドイツの温泉では、35〜36℃のぬるい温泉プールで長時間を過ごします。温泉好きの日本人からすれば、ぬるすぎると思えるお湯。それでも血流が促進されて温まるのは、ドイツの温泉の多くが炭酸ガスを含む炭酸泉だからといわれていました。

このお湯をもち帰り、成分を分析した小星氏は、実はドイツの温泉の多くは酸性の炭酸泉ではなく、**中性の重炭酸泉であることを知った**のです。そして、会社勤めを続けながら、ドイツの炭酸泉が血流を改善するメカニズムについてさらに研究し、新潟大学の安保徹博士（故人）を訪ねて自律神経と免疫について学び、中性の炭酸泉が血流を促進する働きを初めて知ることになります。

詳しくは第3章で説明しますが、地下で発生した炭酸ガスが中性の地下水に溶け、中和された炭酸ガスが重炭酸イオンに変化し湯中に溶解、この中性重炭酸イオンが肌から血管に浸透し、生体恒常性によって血管内の一酸化窒素（NO）の産生が促される結果、血管が拡張して血流が改善するのです。

このメカニズムを理解した小星氏は、ドイツの炭酸泉同様の泉質をもつ温泉を日本国内で探し求めます。定年退職後に日本各地の温泉を訪ね歩き、たどり着いたのが大分県竹田市の「長湯温泉」です。長湯温泉は日本では数少ない炭酸泉、水素イオン濃度を測るとドイツの温泉と同じ中性のpH《ペーハー》6・7〜6・9で、含まれるミネラル成分も近い泉質だったといいます。

ドイツの温泉や長湯温泉のお湯をサンプルに成分分析を重ね、中性の炭酸泉がもつ健康効果を再現する入浴剤の開発に着手した小星氏は、技術的な難題を大手カメラ・写真メーカー時代に培った技術の応用で乗り越え、試行錯誤を繰り返した末、**純正重炭酸温浴剤を完成させました。**

日本の療養泉分類にはない「重炭酸泉」の血流促進効果

日本の温泉とドイツの温泉はどう違うのでしょうか。

温泉を湯治療養の場として親しんできた温泉大国の日本には、さまざまなタイプの温泉があり、療養に適した泉質をもつ温泉は「療養泉」と呼ばれています。療養泉には「鉱泉のうち、特に治療の目的に供しうるもの」という定義があり、環境省は温泉の成分に応じて、指針となる「適応症」を定めています。

泉質別適応症による療養泉の分類

泉質		泉質別適応症
単純温泉	浴用	自律神経不安定症、不眠症、うつ状態
	飲用	—
塩化物泉	浴用	切り傷、末梢循環障害、冷え性、うつ状態、皮膚乾燥症
	飲用	萎縮性胃炎、便秘
炭酸水素塩泉	浴用	切り傷、末梢循環障害、冷え性、皮膚乾燥症
	飲用	胃十二指腸潰瘍、逆流性食道炎、耐糖能異常（糖尿病）、高尿酸血症（痛風）
硫酸塩泉	浴用	切り傷、末梢循環障害、冷え性、うつ状態、皮膚乾燥症
	飲用	胆道系機能障害、高コレステロール血症、便秘
二酸化炭素泉	浴用	切り傷、末梢循環障害、自律神経不安定症、冷え性
	飲用	胃腸機能低下
含鉄泉	浴用	—
	飲用	鉄欠乏性貧血
酸性泉	浴用	アトピー性皮膚炎、尋常性乾癬、耐糖能異常（糖尿病）、表皮化膿症
	飲用	—
含よう素泉	浴用	—
	飲用	高コレステロール血症
硫黄泉	浴用	アトピー性皮膚炎、尋常性乾癬、慢性湿疹、表皮化膿症
	飲用	耐糖能異常（糖尿病）、高コレステロール血症
放射能泉	浴用	高尿酸血症（痛風）、関節リウマチ、強直性脊椎炎など
	飲用	—

※２つ以上の泉質に該当する場合、該当するすべての適応症

すべての療養泉に共通する一般的適応症12項目

①筋肉、関節の慢性的な痛み、こわばり（関節リウマチ、変形性関節症、腰痛症、神経痛、五十肩、打撲、捻挫などの慢性期）、②運動麻痺における筋肉のこわばり、③胃腸機能の低下（胃がもたれる、腸にガスがたまるなど）、④耐糖能異常（糖尿病）、⑤軽症高血圧、⑥軽い高コレステロール血症、⑦軽い喘息、肺気腫、⑧痔の痛み、⑨**冷え性、末梢循環障害、**⑩自律神経不安定症やストレスによる諸症状（睡眠障害、うつ状態など）、⑪病後回復期、⑫疲労回復、健康増進（生活習慣病改善など）

上下表ともに環境省『温泉療養のイ・ロ・ハ』を参考に作成

療養泉は適応症別にみると、鉱物分・ガス分の含有量が少ない「単純温泉」、主成分が塩素イオンの「塩化物泉」、主成分が炭酸水素イオンの「炭酸水素塩泉」、主成分が硫酸イオンの「硫酸塩泉」など10種に分類されています。

多くの日本の温泉とドイツの温泉はタイプも効能も異なります。日本の温泉それぞれによいところがある一方、**重炭酸イオンによってNOを分泌し、熱の力を借りずに血流促進効果が持続する温泉はほとんどない**ということです。ドイツの温泉はどこでも湯温が36〜38℃です。ドイツの炭酸泉は「ぬるいから、のぼせずに何時間でも入っていることができ、血流が上がって体の芯から温まる」特徴があります。「血流が上がって体の芯から温まる」理由は、泉質を綿密に分析して初めてわかることです。

炭酸ガスが溶け込んだ弱酸性の炭酸泉に浸かると、皮膚が紅潮しますが、これは弱酸性の刺激によるもの。浸漬部位の体表血流は促されますが、深部体温は思ったほど上がりません。純正重炭酸温浴との大きな違いです。一方、ドイツの炭酸泉はどれも水素イオン濃度指数（ｐＨ）６・６〜６・９のほぼ中性。これは炭酸泉水の中に酸性の炭酸ガスが10％程度しか存在せず、**残りの90％程度は重炭酸イオン（炭酸水素イオン）として溶解している**ことを意味します。**これが重要なポイント**です。

通常のお風呂で温熱作用が体に加わると、熱を逃そうとして血流が促進され、血流が血管内皮を刺激する「ずり応力」によってNOが合成されます。これに対して、中性の重炭酸イオンがお湯の中で皮膚から吸収されると、血管内に浸透し、血管内皮細胞で一酸化窒素合成酵素の活性が促されて、血管拡張物質であるNOが分泌され、その結果、血管が拡張して血流が促進されます。**純正重炭酸温浴が熱の力に頼らず、通常の温浴よりもはるかに高い血流促進効果をもたらす**のは、このためです。

ここでもう一度、98ページの温泉分類表をご覧ください。「炭酸水素塩泉」「二酸化炭素泉」は炭酸を含みます。ドイツの多くの温泉も長湯温泉も一般的に炭酸泉と呼ばれますが、厳密には重炭酸イオン泉。日本の炭酸水素塩泉の中で中性の重炭酸イオンを豊富に含む重炭酸泉は非常に少なく、長湯温泉のほかに兵庫県の「有馬温泉」、青森県の「みちのく温泉」、岐阜県の「塩沢温泉」などごくわずかにあるだけです。

だからといって、がっかりすることはありません。療養泉の「一般適応症」の中に「冷え性、末梢循環障害」とあるように、一定の血流促進効果は期待できます。温泉が体によいことは、湯治の歴史が証明しています。療養泉それぞれの適応症を確認して、ご自分に合った温泉を選び、楽しむことが大切なのではないでしょうか。

日本の「重炭酸泉」長湯温泉が証明する健康効果

重炭酸温浴を研究する過程で日本各地の温泉を訪ね歩き、小星氏は大分県竹田市の長湯温泉に注目しました。長湯温泉の泉質がドイツの温泉と同じ中性で、含まれる成分も近かったからです。長湯温泉との出会いがなければ、純正重炭酸温浴剤は完成しなかったと小星氏は回想しています。

泉質の最大の特徴は、中性の地下水に炭酸ガスが吹き出して溶け込んだ、鉄分などミネラル豊富な日本では数少ない中性の重炭酸泉であること。

長湯温泉は2016年度温泉総選挙「健康増進部門」の第1位に輝き、温泉施設「御前湯」、運動施設「竹田市直入B&G海洋センター体育館」、温泉療養複合施設「クアパーク長湯」（口絵1ページ参照）が**温泉利用型健康増進施設として認定**を受けています。医師の指示に基づき、両施設で7日以上温泉療養を行うと、施設までの往復交通費などが医療費控除の対象となることからもわかるように（要件あり）、**長湯温泉での湯治は医療に準じるほどの療養効果がある**のです。

実際、長湯温泉で実施されたモニター結果をみても、それは明らかです。

「血糖値が低下した」
「血圧が下がった」
「老化や病気の原因となる酸化ストレスが軽減された」
「皮膚の水分量が増えて潤いが増した」
「アトピー性皮膚炎が改善した」

これらはいずれも主観によるものではなく、数値で結果がわかるものや、客観的に診断可能な症状であることがおわかりいただけるでしょう。

血流が促進されて新陳代謝が活発になり、老廃物や痛みの原因となる物質の排出が促されること、細胞を強力に保護する作用がある「ヒートショックプロテイン（HSP）」が増えることなどもわかっています。

長湯温泉のような重炭酸泉が日本に少ない理由は、活火山が多いため源泉の温度が高く、お湯に含まれる炭酸ガスが気体となって放出されてしまうからです。炭酸ガスが放出された状態は、「気が抜けた」コーラやビールだと思えばわかりやすいでしょう。このようにしてみると、ドイツの重炭酸泉がぬるいのは当然、長湯温泉の湯温もぬるめです。

重炭酸温浴を家庭で実現した純正の入浴剤

重炭酸泉のすばらしい効能を家庭のお風呂で体験できるように、開発されたのが純正重炭酸温浴剤です。小星氏は次のように言っています。

「私の願いは、毎日、誰でも自宅のお風呂で純正重炭酸温浴を楽しみながら、血流を改善し低体温を解消して健康の基盤を作れるようにすることでした。そのために研究を続け、苦心の末に開発したのが家庭で重炭酸温浴を可能にする純正の入浴剤です」

弱アルカリ性の重曹（炭酸水素ナトリウム）と、酸性のクエン酸をお湯に溶かすだけで炭酸ガスは発生します。化学的な知識がなくても理解できるくらい、理論的にはきわめてシンプルにもかかわらず、**純正重炭酸温浴剤の実現がほとんど不可能とされていたのは、炭酸ガスを重炭酸イオンに変えて、お湯の中にとどめることが技術的にたいへん難しいから**だったといいます。

炭酸ガスを重炭酸イオンに変えるためには中性でなくてはならず、ただし中性では激しく炭酸ガスを発泡させることができない――「あちらを立てればこちらは立たず」ということでしょう。

重炭酸イオンが発生する仕組み

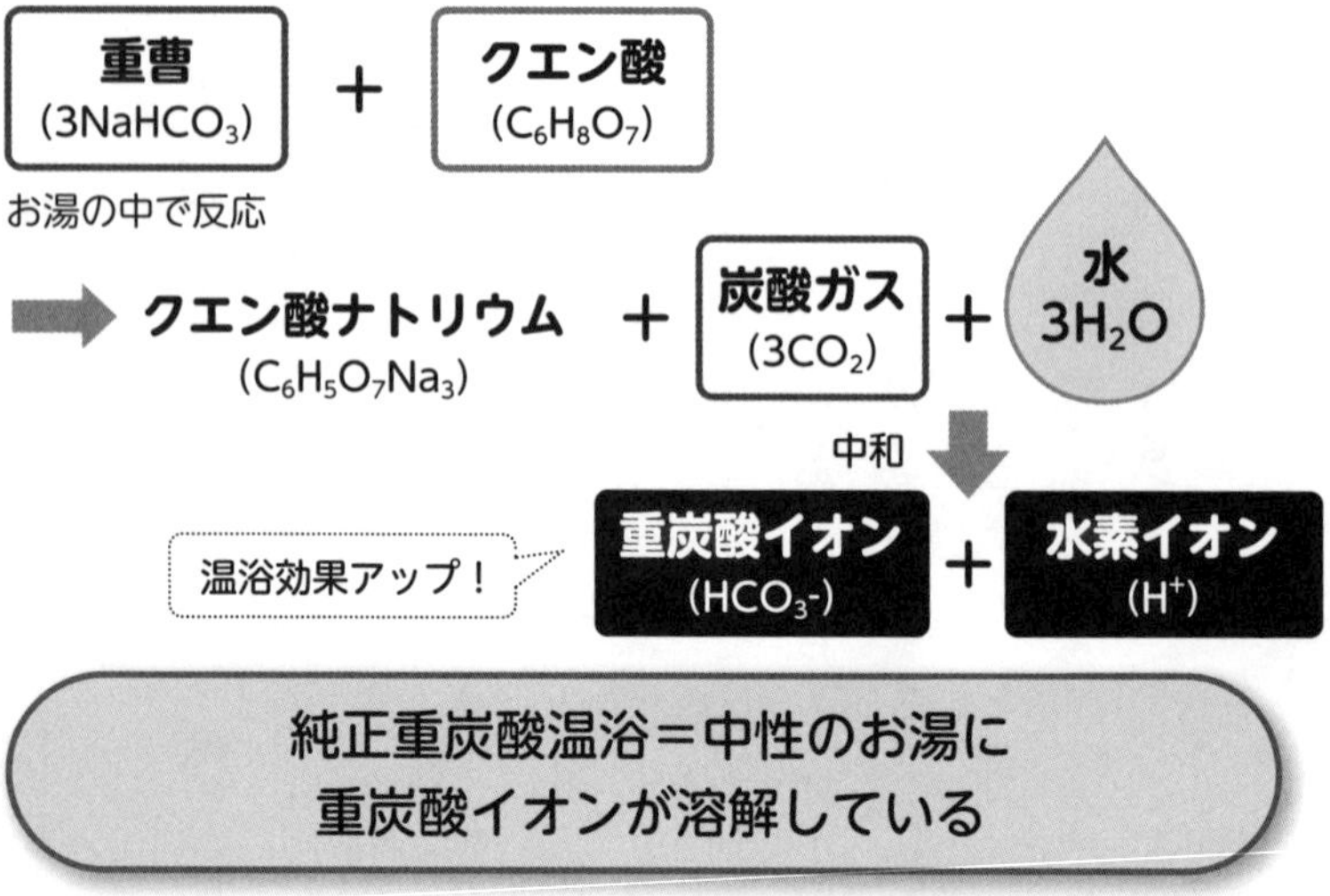

小星氏が試行錯誤の末にたどり着いたのは、かつて所属していたメーカーで開発した写真用の錠剤製造技術、造粒技術を応用して解決するアイデアです。

重曹とクエン酸が反応して自然発泡しないように、微細な粒子1つ1つを「ポリエチレングリコール6000」という高分子化合物の薄い膜でコーティングする「マイクロカプセル造粒技術」でした。製造コストは上がりますが、長時間かけて造粒し、**高圧で打錠し固めて超高硬度の錠剤にしたも**のです。

この錠剤をお湯に入れると、錠剤

中のクエン酸（酸性）が先に溶け出し、そのあと重曹（弱アルカリ性）が溶け、一気に中和反応が起こり、微細な泡を大量に発生させます。それぞれのコーティングの厚みを変える工夫のおかげで、最後のかけらまで激しく発泡し続ける結果をもたらしました。**特許となったこの技術が成功の鍵**となったのです。

この工夫によって、**中性のお湯の中に放出された炭酸ガスは、ただちに重炭酸イオンと水素イオンに解離してお湯の中にとどまります。**

重曹とクエン酸にこだわった理由

小星氏が開発した純正重炭酸温浴剤には、**化学ストレスを与える人工的な化学物質は使われていません。**

主成分は、重曹とクエン酸。食品にも使われている安全な重曹と組み合わせる有機酸がクエン酸でなければならないと考えた理由は、クエン酸が発酵法で合成される唯一の有機酸だからです。クエン酸を使うことで技術的なハードルが高くなることがわかっていても、逃げてはいけないと考えた開発項目でした。

純正重炭酸温浴剤の登場以前にも、発泡入浴剤は販売されていました。ただし、使われているのは、フマル酸やリンゴ酸、コハク酸などの化学合成物質。香りや色づけの化学物質も添加されています。そして、重炭酸イオンをお湯の中にとどめる工夫がされていないため、酸が重曹と反応して炭酸ガスが発生しても、10分もすれば空気中にガスとして逃げ出してしまいます。

重曹とクエン酸はそれぞれ良好な自然洗浄剤。ですから、石けんやシャンプーを一切使わなくても、体も髪もきれいに洗え、化学ストレスフリーで入浴できるのです。また、純正重炭酸温浴剤には水道水に残留する塩素を一瞬で中和無害化するビタミンCも配合されています。皮膚の乾燥や塩素の経皮吸収を気にすることなく、バスロスゼロで入浴できるのが、この純正重炭酸温浴剤のメリットです。

純正重炭酸温浴による血流改善が健康を守る

血流と体温が大切な理由

純正重炭酸温浴は血管を拡張させ、これによって血流が一気に促進されます。この血流促進作用によって、血管の老化防止、体温の上昇、免疫機能の活性化、体内ホルモンの活性化、基礎代謝の向上、ストレス解消、自律神経のバランスの調整など、さまざまな健康効果が期待できます。

血流がスムーズになることによって血管は若々しく保たれます。さらに体温が高く保たれ、自律神経のバランスが調えば、生体活動を支える「ホルモンの分泌」、体の防御機能である「免疫機能」、エネルギーを生み出す細胞内の「ミトコンドリア」の活性も高まります。その結果として、睡眠の質の改善から、老化防止、免疫機能の向上、さらにさまざまな不調の改善・病気の予防につながるのです。

純正重炭酸温浴で期待できる健康効果

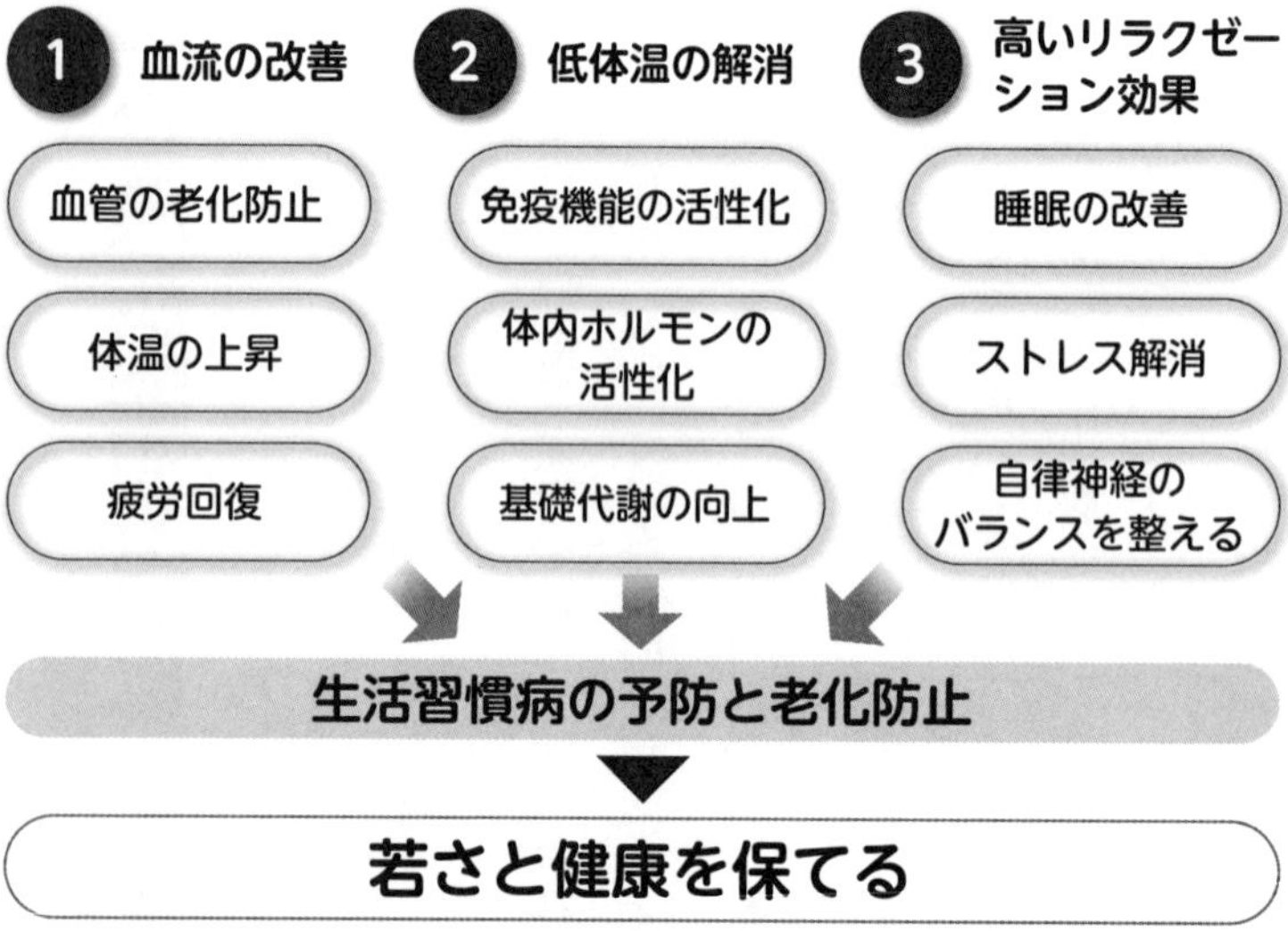

なぜ血流と体温が大切なのか、以下、少し踏み込んで説明しましょう。

血管を守ることは体を守ること

「人間は血管から老いる」とよくいわれます。

血管は細胞への酸素と栄養を供給する血液の経路ですから、血管に不具合が生じれば、その周辺の組織の不調・老化の原因となります。つまり、**血流が悪くなって血管が老化すると、実年齢以上に若々しさは失われ、生活習慣病をはじめとしたあらゆる病気が発症しやすくなる**のです。

通常、血管は加齢とともに少しずつしなやかさを失い、血液の流れが悪くなると毛細血管の血流が途絶えて最終的には消滅します（ゴースト化）。60代〜70代で消えてしまう毛細血管量は、若いときの60％程度にもおよびます。

血管は大きく３つに分けられます。

心臓から出た血液を全身に送る血管が「動脈」。動脈を流れる血液は、肺で酸素を受け取り、肝臓で栄養を積み込んで、全身の器官に供給する役割を担っています。動脈は酸素と栄養の供給路です。

一方、全身をめぐった血液を心臓に戻す血管が「静脈」です。静脈を流れる血液は、酸素を消費したあとに生じる二酸化炭素と、老廃物を全身の器官から受け取って運び、二酸化炭素は肺で、老廃物は肝臓や腎臓で排出処理されます。静脈は二酸化炭素と老廃物の放出路です。

この２つをつなぐのが、細かく枝分かれして網目状になった「毛細血管」。細動脈から分岐したあとに、再び集合して静脈につながります。毛細血管は非常に細く、直径０・００５〜０・02㎜。赤血球がやっと通る太さで肉眼では見えません。血管全体の99％が毛細血管で、それを１本につなぐと、地球２周半分になるといわれています。

血液はごく薄い毛細血管壁からにじみ出して細胞に酸素や栄養を供給し、細胞からにじみ出してくる老廃物や二酸化炭素を受け取って静脈に運びます。毛細血管は血管の最前線であり、生命線なのです。この大切な毛細血管の血流が停滞するとゴースト化し、これを放っておけば、毛細血管は線維化・硬化し消えてしまい、酸素と栄養が途絶えた細胞は死滅することになります。そうなる前に、毛細血管の血流を上げて毛細血管をよみがえらせ、血管の柔軟化を図ることが大切です。

微細な毛細血管は損傷しやすい器官ですが、異常が生じたときに対処するシステムを備えていて、末梢の毛細血管が徐々に詰まっていく程度なら、あらたにバイパスを形成して細胞の死滅を防ぎます。つまり、ゴースト化した毛細血管をよみがえらせることができるということ。**血流改善による動脈硬化予防と毛細血管のゴースト化予防は、何歳でも可能**です。

酵素の働きを高める

私たちの体内では、休みなく化学反応（代謝）が行われています。食べたものを体に必要な栄養に分解するのも、体を動かすときや細胞が活動するときに必要なエネルギーに変換するのも、すべて化学反応。

これを助ける役割（触媒）を果たしているのが、人間では５０００種類以上もあるといわれる体内酵素です。消化を助ける消化酵素、食べたものをエネルギーに変換する代謝酵素をはじめとした体内酵素がなければ、私たちの体に代謝は起こらず、生きていけません。

そして、酵素活性（酵素の働き）は温度とpHに左右されます。酵素が触媒となって起こる化学反応のスピードは、低温では遅く、温度が高くなるほど速くなり、一定の温度を越えると低下します。酵素がいちばん働きやすい温度環境を作るため、人間を含めた温血動物の体温は一定に保たれています。そして、多くの体内酵素の活性が最も高まる**「至適温度」は深部体温37℃。平熱36・5℃以上**の高めの人の体温なのです。

過剰になると人体に有害で、老化の原因ともなる「活性酸素」を除去し（抗酸化酵素）、活性酸素によって傷んだ細胞を修復（ＤＮＡ修復酵素など）することにも酵素はかかわっていますから、健康を保つうえで体内酵素の活性が、いかに重要であるかわかると思います。

エネルギー産生を高める

私たちは食べたものをエネルギーに変換して生命活動を維持しています。安静時や睡眠時にも働いている呼吸や血液循環、体温調節、消化・代謝、排泄、生殖、免疫など、自分の意思ではコントロールできない活動にも基礎代謝エネルギーは使われます。

本書の冒頭（20ページ）で説明したように、私たちの体内でエネルギーを作っているのは、個々の細胞の中にある2系統のエネルギー生成回路です。

1つは酸素のいらない原始的な「解糖系エンジン」、糖だけを代謝してエネルギーを生み出します。もう1つは酸素を使ってより多くのエネルギーを生み出すことができる有酸素エネルギー生成の「ミトコンドリアエンジン」（電子伝達系）です。「ミトコンドリアエンジン」を動かしているのは、細胞内小器官であるミトコンドリアです。この細胞内小器官の活性は37℃以上で高まります。つまり、冷え性の人は大量のエネルギーを生み出すミトンコドリアエンジンの働きが悪いため、効率の悪い解糖系に頼らざるをえないのです。

ミトコンドリアはがん細胞の消滅にもかかわっています。

ミトコンドリアの重要な２つの働き

①エネルギー産生

ミトコンドリアは人体が必要とするエネルギーの約95％を作る。

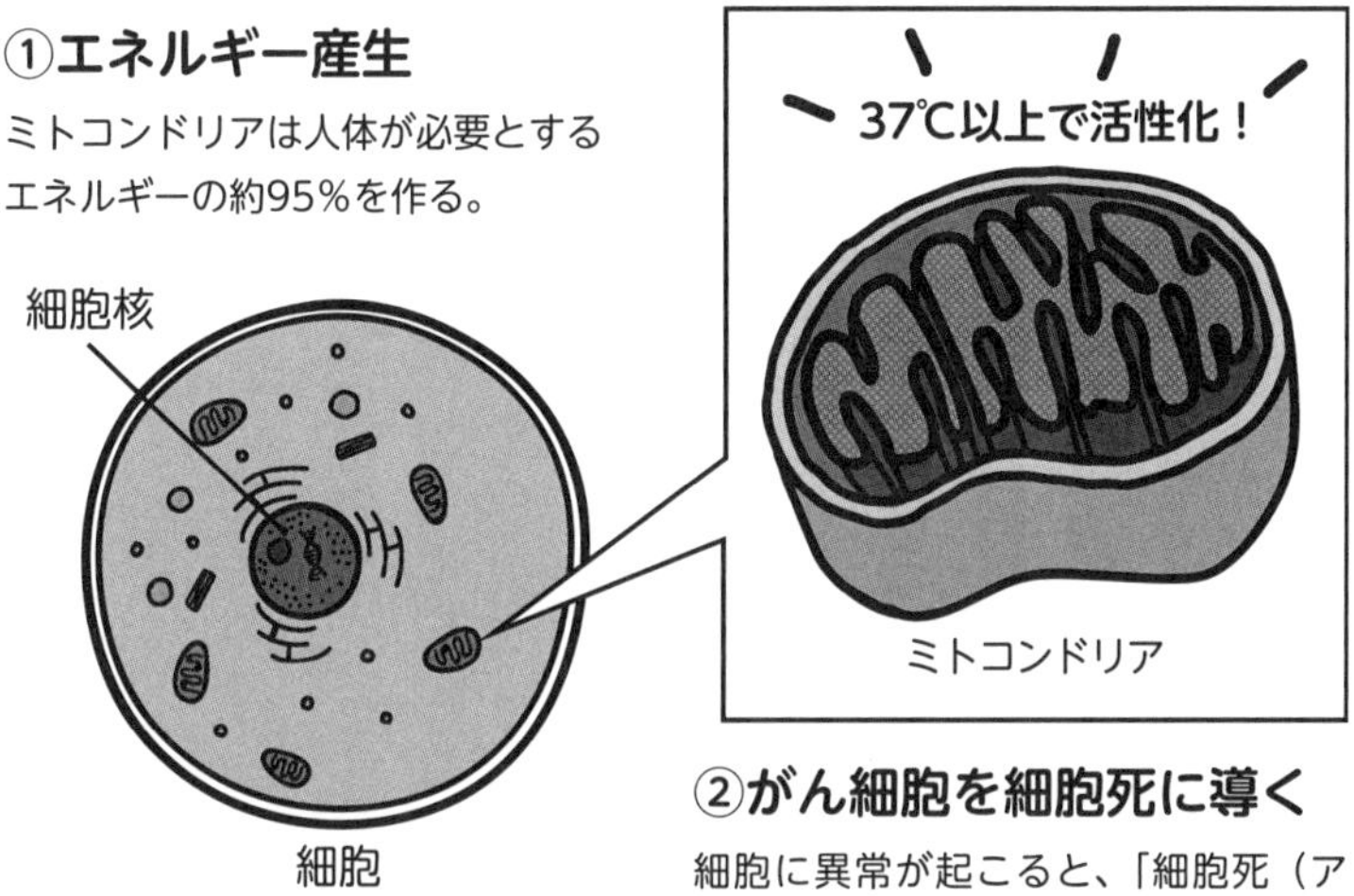

②がん細胞を細胞死に導く

細胞に異常が起こると、「細胞死（アポトーシス）に導く酵素を活性化させる。

免疫細胞のＮＫ細胞（ナチュラルキラー細胞）やキラーＴ細胞はがん細胞を破壊しますが、**ミトコンドリアには、がん細胞を自滅に導く働きがある**のです。

なんらかの理由で細胞に異常が生じると、ミトコンドリアはそのシグナルを受け取り、がん化した細胞を細胞死（アポトーシス）に導く酵素を活性化させ、細胞を消滅させます。

つまり、低血流と低体温で酸素が不足しミトコンドリアの機能が低下すると、がん細胞など異常な細胞のアポトーシスを行うことができないということ。

平熱を高めに保つことは、がんの予防にも役立つのです。

免疫機能を健全に保つ

免疫機能の中心となる免疫細胞群は、リンパ液や血液に乗って体の中をめぐり、体に侵入してくる異物と戦うとともに、あちらこちらで日々起こる細胞の異常化を防いでいます。

血流が滞って体温が低下すれば免疫活性は悪くなります。ウイルス感染細胞やがん細胞を破壊するＮＫ細胞の活性は、発熱時に高くなることがわかっていますし、体内に侵入した異物を無差別に食べるマクロファージはやはり体温上昇とともに活性することを示す研究もあります。

とはいえ、免疫細胞の一部がむやみに活性化すればよいというものでもありません。交感神経の緊張によって、殺菌作用のある顆粒球が増加しすぎると、武器である有害物質をばらまいて体を傷つけ、リンパ球の数と質が低下します。逆にリンパ球が増えすぎても、アレルギーや自己免疫疾患のリスクになることがあります。

血流を改善して平熱を高く保つとともに、自律神経のバランスを整えることによって、**免疫機能全体を健全に保つことが重要**なのです。

ダルビッシュ有投手も純正重炭酸温浴剤の愛用者

少々難しい話が続きましたが、血流を促進して平熱を高めに保てば、病気を寄せつけず健康を保つことができることを、ご理解いただけたのではないでしょうか。

誰よりも重炭酸温浴をよく知る純正重炭酸温浴剤の開発者である小星氏も純正重炭酸温浴剤の熱烈な愛用者です。早朝45分から1時間ゆっくりと湯船に浸かり、血流を促してから出社して仕事にとりかかり、夜も帰宅してすぐ、同じように40分から1時間温浴。休日などは時間さえあれば何回でも入浴するそうです。

「会社を定年退職した頃のほうがよほど疲れて元気がなかったように思います。かつては毎週下痢や便秘の不調があり、胃腸薬が手放せなかったのが嘘のよう。ドイツの温泉館の看板のように、はるかに若返った、いまの自分があります」

純正重炭酸温浴を始めてから、体温が37℃近くになっているため、**布団に入れば、なにも覚えていないほどすぐに寝つき、朝まで目が覚めることはないと**いいます。さらに、純正重炭酸温浴剤を開発して以来、**この14年間は風邪をひかず、薬を飲んだこともなく、歯医者以外のお医者さんに行ったこともなく、高かった血圧は下がり、老眼も消**

えて裸眼で視力1・2、疲れもほとんど感じないのだとか。

ちなみに小星氏は1944年生まれの御年80歳。2024年現在も、3つの会社経営に従事し、元気はつらつです。

純正重炭酸温浴はお風呂好きの日本人に最適な健康習慣といえます。入浴するだけですから、毎日実践するのはとても簡単。純正重炭酸温浴はぬるめのお湯を推奨していますから30分程度の入浴で湯疲れすることもありません。**無理なく持続可能な点が純正重炭酸温浴の最大のメリット**です。**これほど楽で効果的な健康法はありません。**

ゆったりと湯船に浸かれば副交感神経にスイッチが入り、自律神経も整います。誰でも簡単にリラックスできるストレス解消法でもあるのです。

純正重炭酸温浴は、まず健康の基盤である睡眠の質を改善します。序章で紹介したように、これは私たちのクリニックの患者さんたちも実感していること。睡眠の質が上がれば、細胞のダメージを修復し、新陳代謝を高めて疲労物質の排出を促す「成長ホルモン」の分泌を盛んにします。

これはアスリートにとって好ましいことで、MLBのサンディエゴ・パドレス所属ダルビッシュ有投手も純正重炭酸温浴剤の愛用者です。

第3章

純正重炭酸温浴で血流が改善する理由

NOの働きを解明したイグナロ博士

ダイナマイトの原料でもあるニトログリセリンが研究のきっかけ

純正重炭酸温浴が血管を拡張して血流を促進させる鍵となる物質・一酸化窒素（NO）。窒素化合物である一酸化窒素（化学式NO）は、自動車の排気ガスやたばこの煙に含まれ、以前から光化学スモッグや酸性雨をもたらす有害物質として知られていました。ところが、NOが人間の体内では血管を拡張させて、血流を促進する手助けをしていることが明らかにされたのです。画期的な研究を成し遂げたのは、イタリア系アメリカ人薬理学者ルイス・J・イグナロ博士。

博士は、1980年代初頭から窒素化合物の血管への作用に注目して研究を始め、血管内皮から分泌される血管拡張物質がNOであることを証明。カリフォルニア大学ロサンゼルス校の教授であったイグナロ博士と共同研究者は、1998年、この功績によってノーベル生理学・医学賞を受賞しました。

ＮＯ研究のきっかけはニトログリセリン（硝酸エステル）でした。ダイナマイトの原料になる物質です。この有機化合物は、19世紀から「狭心症」の薬としても使用されていました。狭心症は、心臓の筋肉（心筋）に血液を供給する「冠《かん》動脈」がせまくなり、心筋が酸素不足になって、胸の痛みなどの症状が出る病気です。ニトログリセリンは、いまでも急な狭心症発作の痛みをやわらげる舌下薬（舌の下に含んで溶かし服用する薬）として処方されていますから、ニトログリセリンという名称に聞きなじみのある方は少なくないかもしれません。

ニトログリセリンが心臓疾患にとても効果があるにもかかわらず、体内でどのように働くのか、なぜ血管を拡張するのかわからないままに使われてきたことに関心を抱いたイグナロ博士が研究を進めた結果、ニトログリセリンが体内で代謝されてＮＯになることがわかったのです。

「ニトログリセリンの窒素成分（化学式Ｎ）が、血管内の平滑筋でＮＯに変換されて、**心臓の血管を弛緩させる**」

これがイグナロ博士の結論でした。

降圧剤開発に役立った研究成果

長年多くの研究者たちが挑戦してきたにもかかわらず、ニトログリセリンの生理作用が解明されなかったは、非常に難しいテーマだったからです。イグナロ博士に化学者としてのバックグラウンドがあったことが、NOの作用の解明につながりました。イグナロ博士自身、この発見にたいへん驚いたといいます。環境中では大気汚染の原因物質の1つとされる気体が体内で働き、血管を拡張させる作用をもつことがわかったのですから、無理もありません。

NOが体内によい作用を与えることに気づいていたイグナロ博士は、その後、NOの生理機能の研究を続けます。

その中には降圧作用（血圧低下作用）も含まれていました。「肺動脈性肺高血圧症」の治療薬「シルデナフィル」は、イグナロ博士の研究を元に開発されたもの。同じ成分のED（勃起不全）治療薬「バイアグラ」としても知られています。**降圧効果とともに血流促進効果をもつ**ため、**心疾患だけでなくEDにも効果**があることが臨床試験の過程でわかった結果の副産物でした。このことからもNOがすぐれた血流促進作用があることがわかります。

イグナロ博士は世界各国の研究室との共同研究を積極的に進め、高血圧や動脈硬化に対するＮＯの役割を明らかにするとともに、ＮＯ合成酵素の基質である酸素およびアルギニンの代謝も研究しています。

体内で生まれ、血管を拡張するＮＯ

イグナロ博士の発見以来、ＮＯ研究は進み、体内での役割が解明されました。まず知っておきたいのは、**ＮＯは私たちの体の中でも作られている**ということ。

「血管壁の内膜」（血管の内側の組織）を覆う「血管内皮細胞」では、さまざまな物質が産生・分泌され、血管の恒常性維持（生命維持に必要な生理機能を正常に保つために、生体の内部環境を一定に保つ機能）というたいへん重要な役割を担っています。

血管の恒常性維持に働く物質の中でも、血管の拡張を調節しているのがＮＯであり、アミノ酸の一種であるＬ－アルギニンを材料にして、内皮型ＮＯ合成酵素ｅＮＯＳの働きによって合成されます。

NOは中膜の平滑筋を弛緩させる

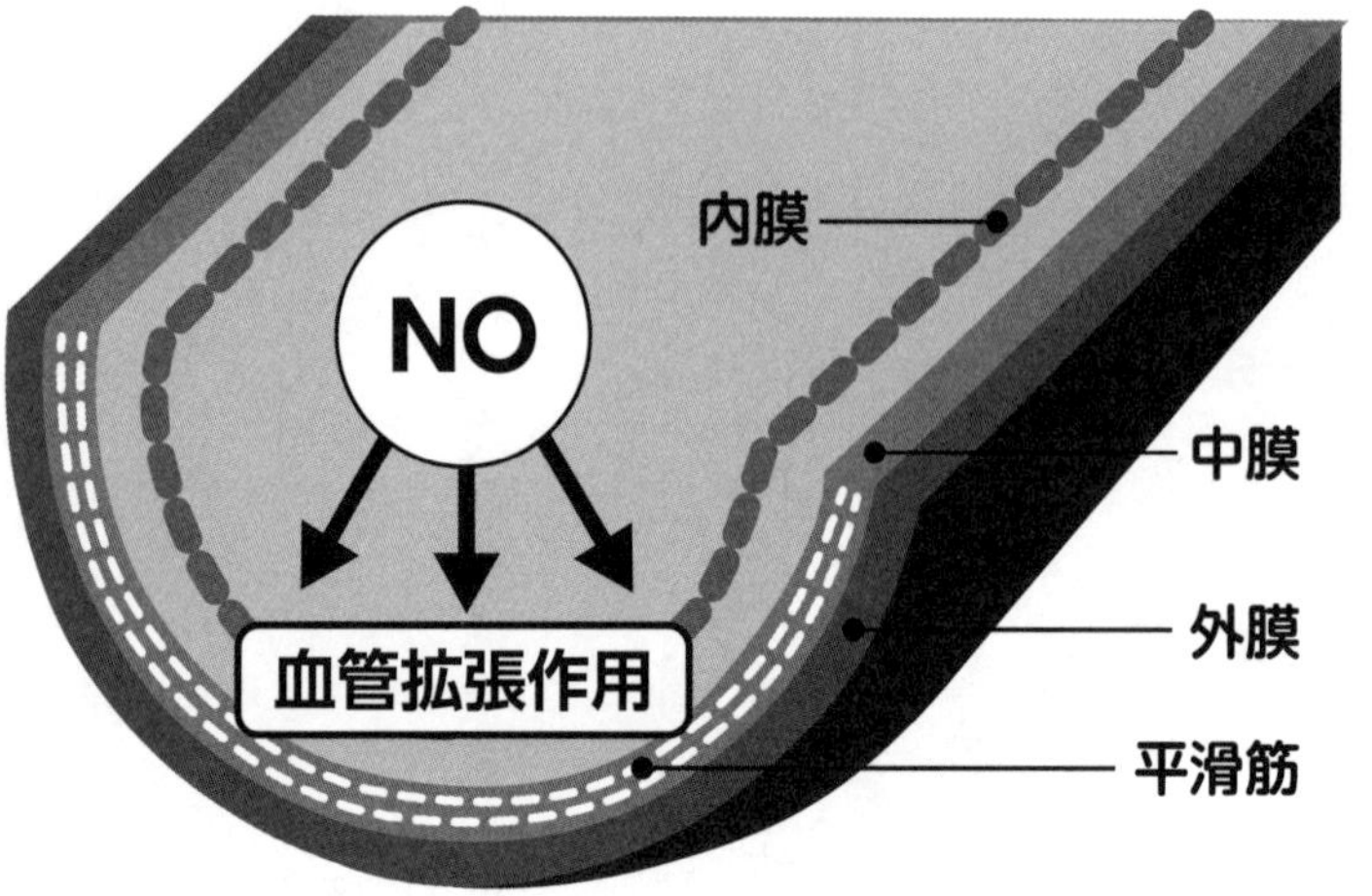

　血管内皮細胞より産生されたNOは、血管を構成する外膜・中膜・内膜のうち中膜の平滑筋を弛緩させて血管を拡張させ、血圧を低下させるとともに、毛細血管の血流量を増やします。

NOは日々産生されていますが、産生量が増えるのは血流がよくなったときです。血流が促進されて血圧が上がり、血管内壁への負担が大きくなりすぎないように、血管を拡張させるように働くのです。

　NOが生まれるから血流が促進されるのか、血流が促進されるからNOの産生が促されるのか、鶏と卵のような関係といえますが、いずれにしても**血**

管は拡張して血流が促進され、血圧は上がりすぎることなく、血管への負担が小さくなるようにＮＯは働くのです。

また、ＮＯは血液がかたまる「血小板凝集」を抑制する作用のほか、脳の血流増加、血栓・動脈硬化予防、神経伝達物質放出の調整など、あらゆる働きがあることもわかっています。

一方、「ＮＯが増えすぎると体に悪影響を与える」という指摘もあります。過剰なＮＯは細胞を傷害するというものです（炎症性反応）。

これに対してイグナロ博士は、体外からＮＯの材料を取り込むニトログリセリンなどの過剰摂取には注意が必要であるものの、体内でＬ－アルギニンやＬ－シトルリンを材料に産生されるＮＯは、作られすぎることはなく、仮にＬ－アルギニンやＬ－シトルリンを多く摂ったとしても、酵素反応によって処理された分だけＮＯが産生されて使われなかった分は排出されるため、増えすぎる心配は基本的にはないという見解を示しています。

むしろ問題なのは過剰摂取ではなく、ＮＯ産生が不足している人が多いということなのです。

加齢とともに低下するNOの体内産生と血管病リスク

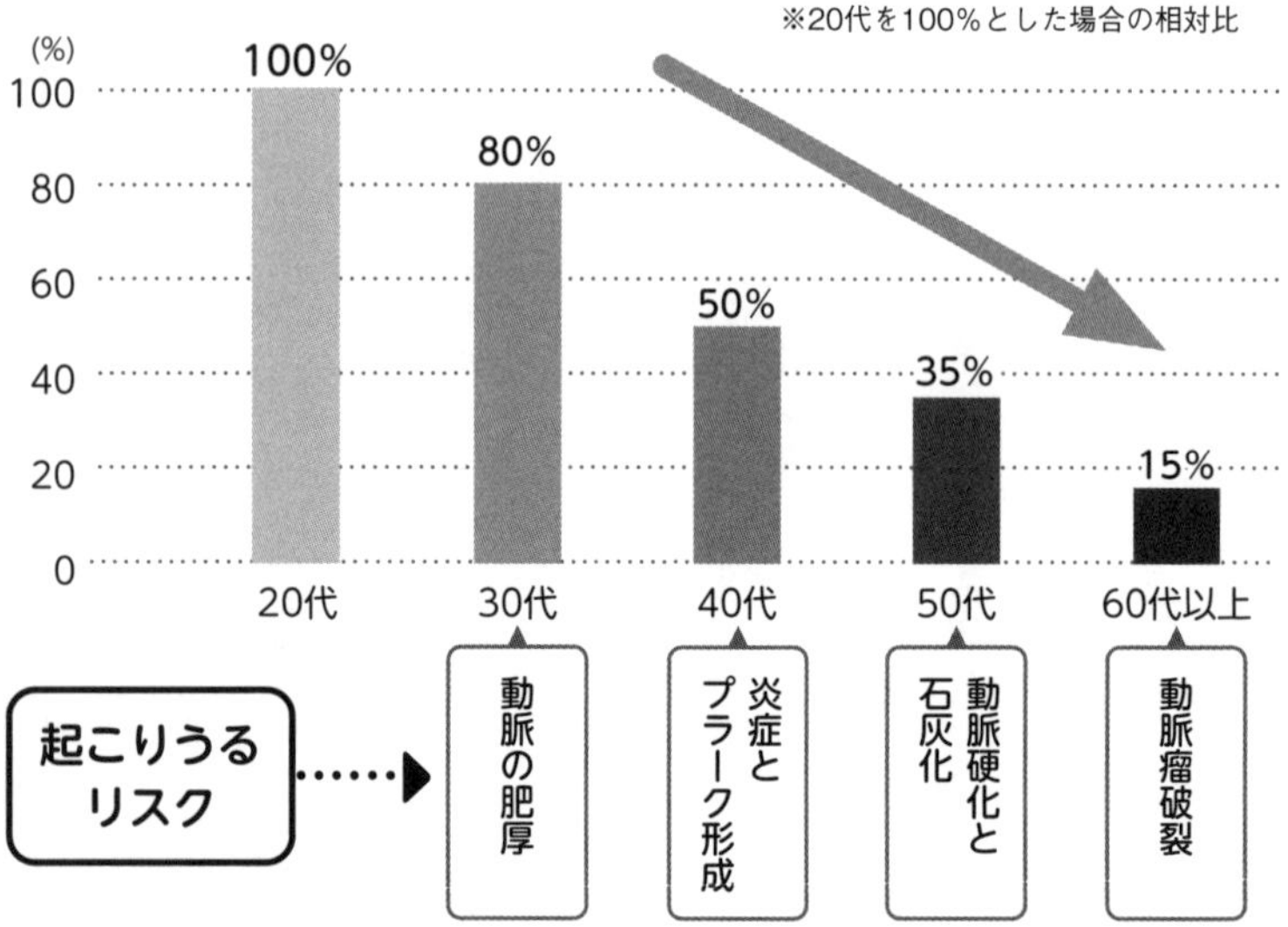

NOの体内産生は減少する

残念なことに**体内で作られるNOは、加齢とともに減少**します。

NOの産生は20代をピークに、30歳頃から不足がちになり、20代の体内産生量を100とすると、40代ではその半分、50代では35%程度、60代ではわずか15%程度まで減少するのです。

これはNO産生にかかわっている血管内皮細胞の老化によるものと考えられていて、**NOの体内産生が低下すると、動脈硬化の進行とともに高血圧、糖尿病、脂質異常症を発症しやすくなることがわかっています。**

ＮＯ産生を増やすなら、運動や食生活よりも純正重炭酸温浴

一般にＮＯ産生を増やす方法として推奨されているのは、適度な運動とＮＯ産生にかかわる栄養素の摂取です。

たとえば、ＮＯの材料となるＬ－アルギニンを含む大豆食品や肉魚類、Ｌ－アルギニンを強化するＬ－シトルリンを含むトウガン、キュウリ、ゴーヤなど、ＮＯを保護する働きのある「抗酸化物質」であるビタミン類が豊富なトマト、ピーマン、ブロッコリーなどを積極的に摂り、適度な有酸素運動をすること。

イグナロ博士がすすめるのは、魚や野菜を中心とした健康的な食事、毎日20～30分程度の有酸素運動、サプリメントの摂取です。64歳で初めてマラソンに挑戦、サプリメント好きのアメリカ人らしく、旅行に出かけるときは、Ｌ－アルギニン、Ｌ－シトルリン、抗酸化物質、オメガ３系脂肪酸などのサプリメントを携帯するのだとか。

このような食生活や運動習慣を心がけることは、もちろん大切です。

ただし、栄養バランスを考えた食生活をし、日々、適度な運動を行うのには、それなりの努力が必要です。食生活はともかく、忙しい現代人は「運動をする時間がない」

「毎日続けられない」という声をよく耳にします。特に高齢者の場合は、体に無理なく運動をすることにも注意を払わなければなりません。

その点、**純正重炭酸温浴は特別なことをする必要がないのがメリット**です。**湯船にゆったりと浸かってリラックスするだけで、血管内皮からＮＯが分泌されて血流が促進されます**。純正重炭酸温浴をすると、青い静脈血が動脈血のように赤くなることからもわかるように、お風呂で運動しているような効果があります。まさしく**「寝ながら有酸素運動をしている」ようなもの。これほど楽な健康法はほかにはありません。**

重炭酸イオンがｅＮＯＳを活性化してＮＯの分泌を促すことは、２０２１年に『サイエンティフィック・レポート』誌に掲載された研究論文で実証されています。

イグナロ博士は２０２４年現在83歳。純正重炭酸温浴を知ったら、実践したいと思うのではないでしょうか。

偉大な研究成果を応用した純正重炭酸温浴

健康法に応用されなかったのはなぜ？

イグナロ博士のノーベル賞受賞以来、ＮＯは注目され続け、多くの医学的な研究がなされています。心臓の血管だけでなく、全身の血管拡張を促すことによって血流を改善して血管を若返らせ、脳血管障害や心血管障害の原因となる高血圧と動脈硬化の予防・改善に効果を発揮するのですから当然といえるでしょう。

博士の研究は、主に薬の開発に活用されてきましたが、ノーベル賞受賞以来30年弱を経た現在でも、主に推奨されるのは食生活の改善と有酸素運動。家庭で無理なく、気軽・手軽に取り組める「ずぼら健康法」として応用された例は、純正重炭酸温浴が唯一ではないでしょうか。これこそ本書が純正重炭酸温浴をおすすめするゆえん。ノーベル賞に匹敵する健康法といえるかもしれません。

重曹と有機酸を混合して発生させた炭酸ガスを湯中に溶け込ませ、重炭酸イオン（炭酸水素イオン）が体内に取り込まれると、温熱の力を借りずにNO産生が促進されて血管が拡張するという理論自体は、ごくシンプルです。小星氏以前に**実用化されなかったのは、技術的なハードルが高かったから**なのです。

少々難しい内容になりますが、ここで純正重炭酸温浴剤がNO産生を促すプロセスを見てみましょう。

純正重炭酸温浴剤がNO産生を促すプロセス

重炭酸イオンが溶け込んだお湯で体が温まる理由を小星氏が調べてわかったことは、重炭酸イオンは人体のもつガス運搬機能に働きかけて、NO産生を促すということでした。

血液の役割は、酸素と栄養素を体中の細胞に運び、二酸化炭素（炭酸ガス）と老廃物を回収することです。血液は新鮮な酸素を肺で受け取ると体中の細胞に届けるとともに、細胞から血管ににじみ出して回収された炭酸ガスは、「炭酸脱水酵素」によって中和され、重炭酸イオンと水素イオンに解離したかたちで中性の血液に溶解し、肺まで運ばれて再びガスとなり呼気として体外に排出されます。

酸性の炭酸ガスがそのまま中性の血液中に存在することはありません。つまり、お湯の中で重曹とクエン酸が反応して、炭酸ガスが体内に吸収されたとしても、炭酸ガスのまま血管に入り込むことはなく、中性の血液中では重炭酸イオンとして存在するのです。

純正重炭酸温浴剤はこの精妙な生体システムに対応するために、炭酸ガスが重炭酸イオンとしてお湯に溶け込む技術が採用されています（１０３ページ参照）。

中性の重炭酸イオンが豊富なお湯に浸かると、皮脂腺や汗腺から重炭酸イオンがそのまま浸透し、毛細血管に吸収されます。

細胞に供給する酸素と、細胞から回収した二酸化炭素（重炭酸イオンと水素イオン）を血液がせっせと運んでいるところへ、大量の重炭酸イオンが血液に溶け込もうとやってくるのですから、血液中のガスバランスは崩れ、血液の水素イオン濃度が変化します。

これは生体にとっては生命の危機ともいえるたいへんなことなのです。

NO（一酸化窒素）が血管を拡張するメカニズム

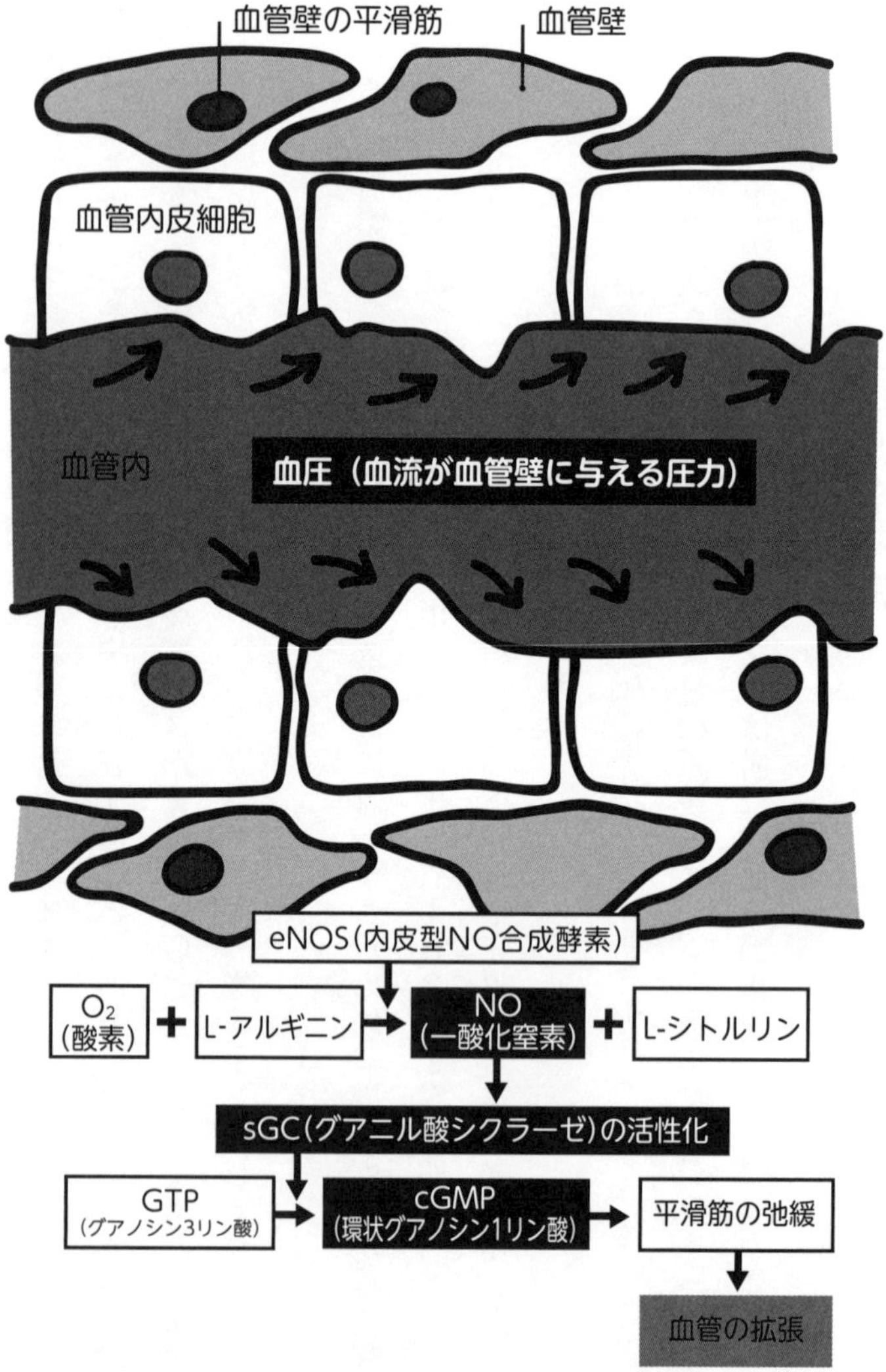

斎藤一郎著『重炭酸温浴はなぜ身体にいいのか』（アーク出版）を参考に作成

私たちの体には「恒常性維持（ホメオスタシス）」という機能があることは、前に説明したとおりです。生命維持に必要な生理機能を正常に保つために、生体の内部環境を一定に保つ働きで、血管の場合、血液の水素イオン濃度などを一定に保つ機能です。ガスバランスが崩れた状態は、すなわちアラームが鳴っているような状態。脳が「重炭酸イオン過剰」という情報を受け取ると、一気に血流を促進することによって酸素を取り込み、ガスバランスを保とうとします。

「たいへんだ！　酸素が足りない。血管を拡張して血流を増やせ！」

そして、このとき産生が促されるのがＮＯです。血管内皮で産生されたＮＯは、血管壁の中膜を構成している平滑筋を弛緩させて血管を拡張し、全身の毛細血管の血流を一気に５～６倍程度まで促進してガスバランスを保つように働くのです。

全身のあらゆる血管が拡張しますから、心臓への負荷はなく、血流が増大しても血圧が急上昇することはありません。むしろ、血圧は下がって血流が増える、たいへん体にとっては快適な血流促進作用が働きます。**酸素濃度の高い、温かい血流が促進されるため、自然に体温が上がります。**

ドイツの温泉や長湯温泉が**ぬるくても体の芯から温まるのはこのため**です。

15分以上の純正重炭酸温浴で血流は6倍に！

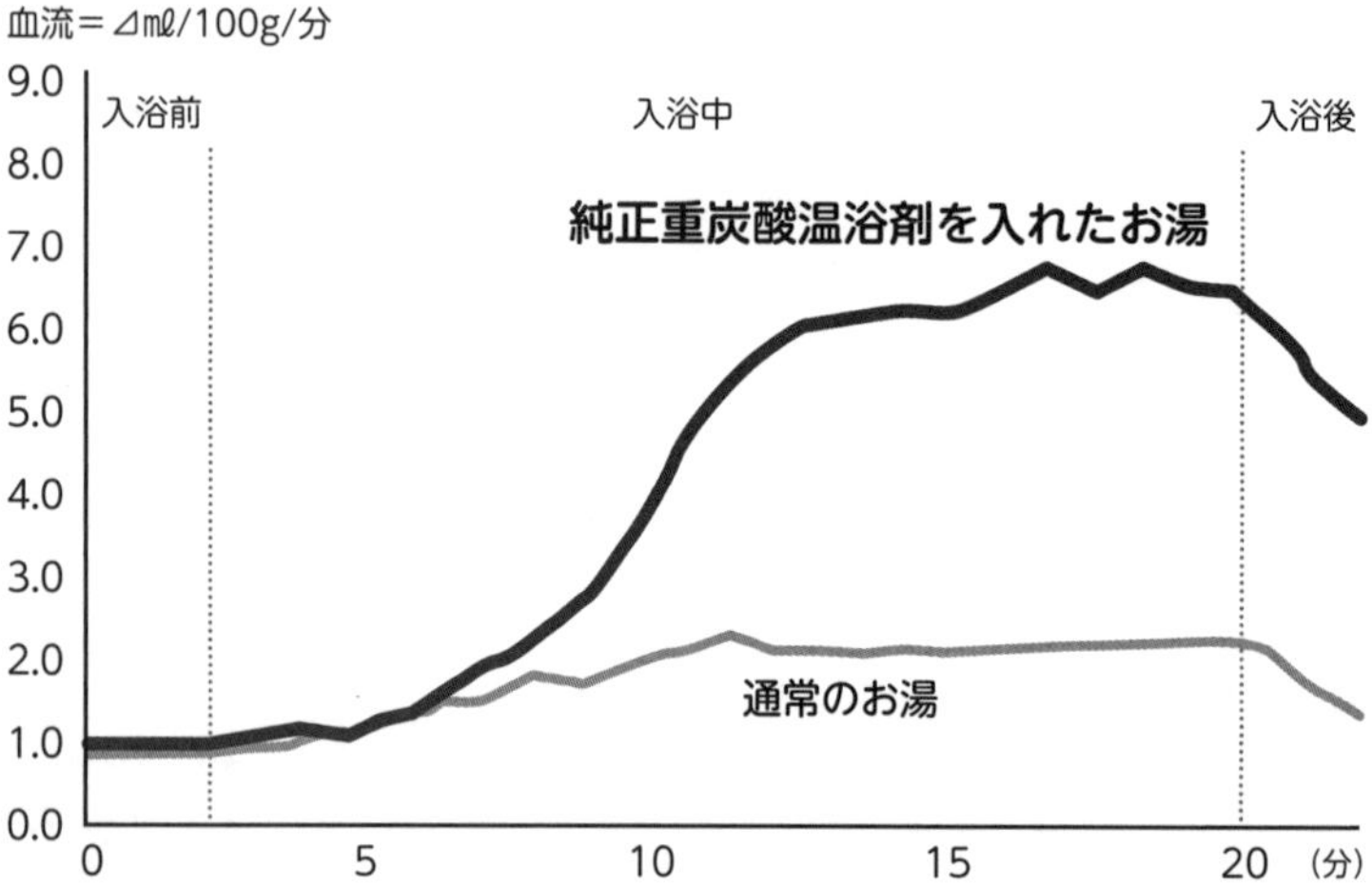

38℃のお湯で比較。純正重炭酸温浴剤を入れたお湯では、10分を経過した頃から血流が大幅に促進される（レーザードップラー血流測定器で測定）。

実際に入浴した人の血流を調べ、純正重炭酸温浴の血流促進効果と通常の入浴の血流促進効果を比較したデータがあります（宮城県仙台市、丸山アレルギークリニック、丸山修寛院長監修）。上のグラフをご覧ください。

湯温はどちらも38℃。純正重炭酸温浴では、入浴から10分過ぎた頃から血流が大幅に促進され、ピーク時を比較すると、通常の入浴の約6倍にもなることがわかりました。

さらに**純正重炭酸温浴では入浴後も血流が継続して維持され、通常の入浴中のピーク時よりも高く、4～5倍にもなっている**ことがわかります。

血流、体温、自律神経のバランスへの好影響

血管の柔軟性が高まり、血管年齢が若返る

純正重炭酸温浴は血流、体温、自律神経のバランスに好影響をもたらします。繰り返し説明していることですが、この点はあらためて強調しておきたいと思います。

血管年齢の目安となるのは、血管の柔軟性です。すなわち、血管のしなやかさは若さの証《あかし》。この逆が動脈硬化が進行し、血管が硬くせまくなった状態です。NOは平滑筋を弛緩させる働きがありますから、**純正重炭酸温浴を継続することは、血管のストレッチを毎日繰り返すのと同じような効果がある**わけです。

有酸素運動にもNOの産生を促す効果があります。しかし、毎日運動することは、なかなか難しいことであるうえ、乳酸をはじめとした老廃物が発生し、上手に疲労回復することも求められます。

その点、**純正重炭酸温浴は熱くないお湯に浸かるだけ。ぬるいお湯なら何時間でも入っていられます。老廃物が出ない「寝たまま有酸素運動」です。**

純正重炭酸温浴の血流改善効果は一時的なものではありません。しかも、動脈硬化はある程度進行しても、しなやかさを取り戻せることがわかっています。これは**血管を若返らせ、ゴースト化した毛細血管をよみがえらせることができる**ことを意味します。ゴースト化した毛細血管が再生されれば、低体温の解消にもつながります。

NOの健康効果について、イグナロ博士も血管系・循環系の病気から体を守る作用を第一に挙げています。

高血圧とともにあらゆる血管系・循環系の病気の原因となる動脈硬化の予防・改善に効果があり、さらに動脈硬化が進行して起こる脳血管疾患の「脳梗塞」や「脳内出血」、心疾患の「狭心症」や「心筋梗塞」の予防に役立ちます。これらは、いずれも命にかかわる重篤な病気ですが、NOレベルを上げることによって、すでにかかっている心疾患が改善することも指摘されています。

体内のNOレベルが低下している人では、これらの病気や糖尿病などが発症しやすくなり、逆に疾患のない健康な人を診るとNOレベルが正常であるとも述べています。

純正重炭酸温浴による血管の健康は貯金のようなもの

世界中の多くの製薬会社が、ＮＯの産生を増やす薬剤の研究をしているといわれています。ターゲットになっているのは、血管系の脳疾患や心臓疾患だけでなく、アルツハイマー病、緑内障、消化管疾患やがんなど。これはＮＯの健康効果の高さを間接的に証明したものといえるでしょう。**ＮＯは細胞の老化を抑制し、究極的にはアンチエイジングにも働く可能性がある**という指摘もあり、この面での研究成果も待たれています。

このように説明すると、若い方は自分とは無縁と思われるかもしれません。けれども、全身に張り巡らされた血管に好影響があるということは、ありとあらゆる不調の解消、美容にも好影響が期待できるということです。

そして、長い人生を考えたとき、継続するほどＮＯの分泌によって**血管の健康を保つ純正重炭酸温浴は、健康貯金のようなもの**といえます。

こつこつと貯めておけば、健康でよりよい人生を末永く送るために必ず役立つはずです。

日本人の体温は下がっている

日本人、特に女性は冷え性に悩む方が多く、低体温は国民病といっても過言ではないのではないでしょうか。左のグラフにご注目ください。

東京大学の田坂定孝教授（故人）の研究によれば、かつての日本人の平均体温は36・89±0・34℃（36・55〜37・23℃）。これは1957年に東京都内の10代〜50代の健康な男女3094人を対象に検温して得られたデータです。36年後の1993年に行われたある研究では平均36・67±0・36℃（36・31〜37・03℃）で、わずかながら下がり、55年後の2012年の報告では、調査対象が20歳前後の女子大学生という条件つきながら、平均36・11±0・35℃（35・76〜36・46℃）と、かなり下がっています。

こうしたデータからも日本人全体の体温は下がり続けていることがわかります。序章で紹介したように、**最新の調査では女性の4割弱の平均基礎体温は36℃未満**だったことがわかっています。

このような低体温化の原因は、生活環境や生活習慣の変化、ストレスによるものと考えられています。

日本人の平均体温は約1℃低くなっている

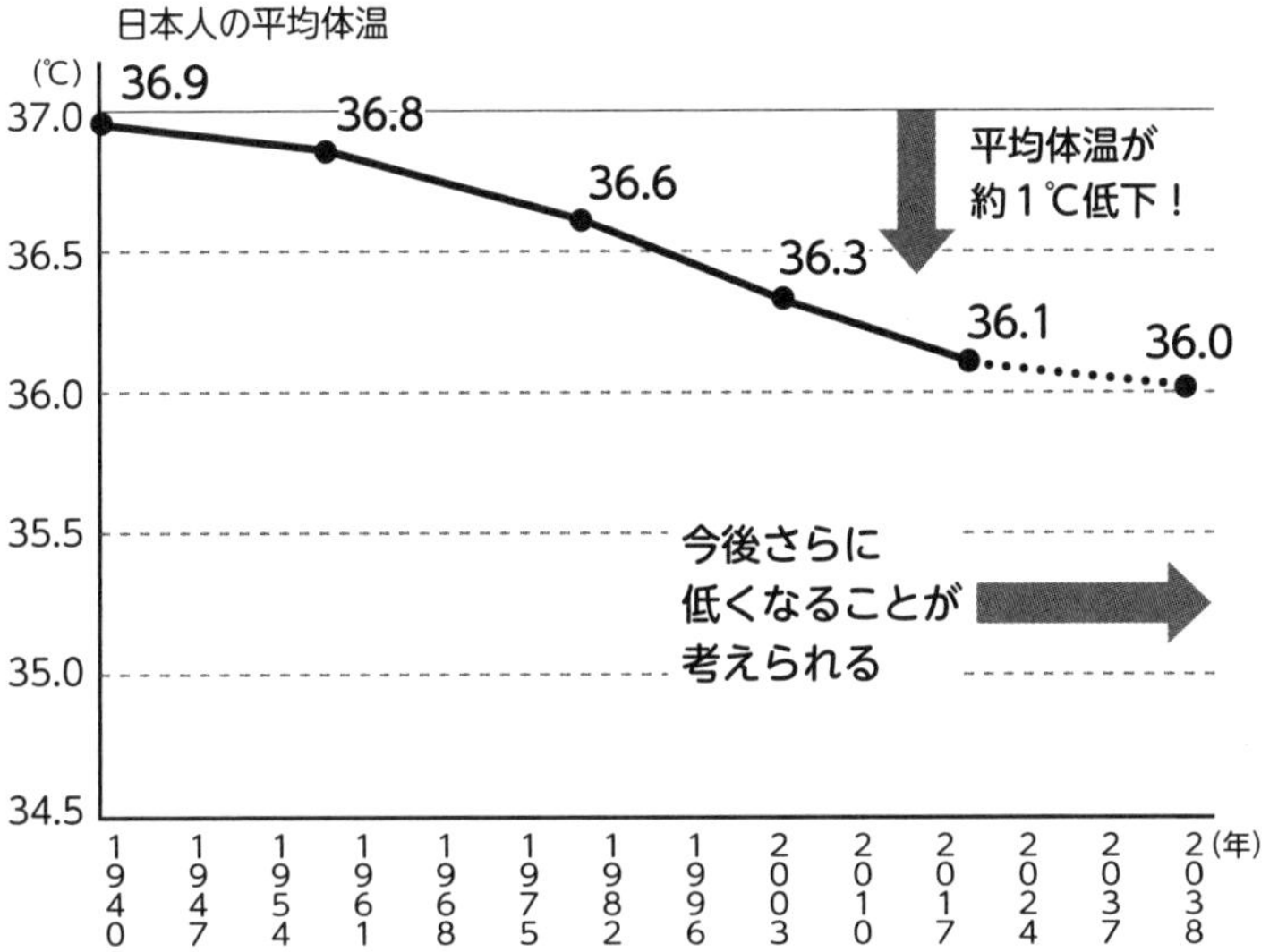

血流を停滞させる生活習慣

体温が下がる直接的な原因は血流の低下です。では、なぜ血流が低下するのでしょうか？　その理由の1つが生活習慣ではないかと考えられています。

戦後、日本人の生活スタイルは劇的に変化しました。交通機関が発達する一方で企業は機械化を進め、ありとあらゆる電化製品が普及して家庭に入った結果、家事の負担が減り、体を動かすことは少なくなりました。

いまや都市圏でも地方でも歩いて通勤する人はほとんどいないのではないでしょうか。

都市圏なら電車、地方なら自家用車が主な通勤手段です。その結果、筋肉量は低下します。これが血流の低下につながります。筋肉、中でも体全体の筋肉量の4分の3を占めるといわれる下半身の筋肉は、収縮することによって血液を循環させるポンプのような役割を果たしています。つまり、筋肉の量が不十分で、かつ適度な運動をしていなければ血流は停滞しがちなのです。さらに筋肉には血管が走っていますから、筋肉が少ないほど血液に乗った熱も運ばれにくくなります。

また、筋肉量が少ないと「基礎代謝」の量も低下します。「基礎代謝」は安静時や睡眠時にも活動している臓器のために行われているエネルギー消費。加齢とともに低下するだけでなく、筋肉量にも左右されます。

基礎代謝が低いということは、エネルギー消費が少ないということですから、人類が過去に経験してきた飢餓に耐えるのには有利なことでした。ところが、現代は飽食の時代。やせにくくなり、体の諸機能が不活発化する基礎代謝の低下が歓迎されることはありません。

血流を停滞させる生活習慣は、ほかにもあります。わかりやすい例が体を冷やす飲食物や冷房。冷えが血流の停滞を呼び、さらに冷えるという悪循環です。熱中症が心配される高齢の方には適度な冷房は必要ですが、暑いときはしっかり汗をかくことによって、汗腺の機能は健全に保たれます。

本書で指摘したいのは、石けんやシャンプーによる化学ストレス、そして湯船に浸からないシャワー習慣です。ここまで述べてきたように、化学ストレスで交感神経優位の状態が続くと、血流は停滞し体温は低下します。**石けんやシャンプーを使ったシャワー中心の入浴習慣を見直すとともに、純正重炭酸温浴を取り入れて、血流改善・低体温を解消する健康習慣に**ぜひ切り替えてほしいと思います。

自律神経をバランスよく働かせるために

化学ストレスなどによる自律神経の乱れ、特に交感神経の優位が続く緊張状態によって病気になるメカニズムには2つの経路があります。このことを指摘したのは、医学界に一石を投じた免疫学者の安保徹博士でした。病気の発症に、体温と自律神経系、免疫細胞である顆粒球やリンパ球など免疫系が関係していることを明らかにし、高体温が高免疫であることを証明した研究によるものです。

以下はすでに紹介していますが、より詳しく説明しましょう。

①交感神経の緊張によって「顆粒球」が増加しすぎると、過剰反応から体に有害な「活性酸素」が大量に放出され、臓器の細胞が障害される。

②交感神経の緊張によってアドレナリンが分泌されると、リンパ節に待機しているリンパ球の遊走や活性化が阻まれ、免疫の働きも鈍くなる。

つまり、ストレス過多の交感神経優位の状態が続くと、細菌と戦って体の組織を守るはずの顆粒球が、細菌だけでなく臓器の細胞まで傷つけ破壊してしまうのです。これが炎症です。

それだけでなく、交感神経の優位が続けば血流が滞って体温が下がり、副交感神経に制御されているリンパ球のキラーT細胞やNK細胞の働きまで低下します。キラーT細胞やNK細胞は、がん細胞やウイルスに感染した細胞を壊す免疫細胞です。

臓器が傷ついて満足に働けず、免疫細胞も機能しない状態が続けば、病気になるのは当然です。がんや糖尿病、心筋梗塞などを招く、この体の反応の原因となるのが、働きすぎなどによる強い精神的なストレス、肌バリアを破壊し化学物質を皮下脂肪に蓄積させる、石けんやシャンプーによる化学ストレスです。

ここで注目していただきたいのは、体温が36・5℃以上の高体温時に、顆粒球とリンパ球の最適比率があるということ。安保博士は、免疫細胞に占める顆粒球の割合は60%、リンパ球の占める割合は35%が最適であることを明らかにしています。

顆粒球が増えすぎれば細胞を傷つけます。一方、リンパ球が増えすぎても、体にとって不都合なことが起こります。本来は無害なものまで異物として排除しようとする「アレルギー反応」です。さらに、このような免疫機能の暴走によって引き起こされる病気には、免疫機能が自分の体を攻撃してしまう自己免疫疾患があります。その代表が「関節リウマチ」をはじめとした膠原病《こうげんびょう》です。

自己免疫疾患が発症する理由は明らかになっていません。たしかにいえるのは、なんらかの原因によって、免疫細胞が自己の細胞やタンパク質を「異物」と認識して攻撃して症状を起こすということ。免疫システムは、異物だけではなく「異常化した自己」、たとえば、がん細胞やウイルスに感染した細胞などを壊す機能を備えていますから、その働きの過剰反応なのかもしれません。

免疫は非常に複雑なシステムです。特定の免疫細胞の活性が高まればよいというものではなく、システム全体が制御しあって**バランスよく働くことが重要**なのです。

免疫系をバランスよく働かせるために重要なことは、ストレスをできるだけ対処可能な程度に抑えつつ、上手にリラックスできる健康法を取り入れ、自律神経のバランスを整えること。

化学物質を生活環境からできるだけ遠ざけ、夜になったら副交感神経を優位にし血流をよくして低体温を解消するために、**バスロスゼロの純正重炭酸温浴**をおすすめします。

第4章

健康力を高める純正重炭酸温浴実践術

いまの入浴習慣を見直しませんか?

湯船に浸かると健康寿命が延びる

入浴、特に湯船に浸かるメリットは、「疲労回復・ストレス解消」「血流の改善」「新陳代謝」など。入浴の温熱効果・水圧効果・浮力効果によるものです。

湯船に浸かると健康寿命が延びることを示唆した研究があります。全国18市町村に居住する要介護認定を受けていない高齢者1万3786人を対象に3年間の追跡調査を行ったもので、週に7回以上入浴する人では、週0～2回の人と比較して、夏の入浴頻度を元にした解析では28%、冬の入浴頻度を元にした解析では29%、要介護認定のリスクが減少することがわかったのです。

また、愛媛大学と京都大学が共同で行った研究では、週5回以上の入浴習慣がある人は、動脈硬化や心臓への負担を表す指標が低いことがわかっています。**定期的な入**

浴で、心臓や血管の状態を良好に保つことができるということです。

熱いお湯は健康効果が低いだけでなく危険

私たちが強くおすすめする重炭酸温浴の実践法について紹介する前に、ぜひあらためていただきたい入浴の仕方があります。

1つ目はお湯の温度です。日本人は総じて熱いお湯を好む傾向があり、温泉や銭湯では42℃以上の熱めに設定されていることが少なくありません。ところが、熱めのお湯での入浴は、健康効果が望めないばかりか、むしろ危険。特に高齢者の場合、冬に熱めのお湯に浸かると命にかかわることにもなりかねません。

お湯の温度が特に危険になるのは低温期です。**交通事故の2倍以上もの高齢者が、冬にお風呂で亡くなっている**のです。

これは寒い浴室外と熱いお湯の急激な温度変化によって、血圧が大きく変動する「ヒートショック」によるものと分析されています。ヒートショックは心筋梗塞や脳卒中などの血管の病気や、失神、不整脈を引き起こします。

一方、浴室事故の死因として最も多いのは「溺死」です。これはなぜでしょうか。寒いときにいきなり熱いお湯に入ると、そのストレスによって血管は急激に収縮して血圧が上がり、血管や心臓に負荷がかかります。血管系の病気が脳で起これば気を失うことはあるでしょう。また、心臓付近で起こればやはり転倒につながります。その結果、浴槽で溺れる事故につながることが指摘されているのです。

浴室事故の多くは、湯温42℃以上で起こっています。

熱いお風呂は「ストレス湯」

熱いお湯での入浴を避けていただきたい理由のもう1つは、交感神経を優位にするからです。熱いお湯に浸かると交感神経を刺激し心身を興奮させるため、「しゃきっとして疲れがとれる」ような気がするのですが、これは一時的なもの。入浴の健康効果を十分に得るためには「ぬるめのお湯にゆったりと浸かる」ことが大切です。**体に負担をかけることなく血流を促すお湯の温度は41℃以下。**体温に近く、長く入浴できる**36〜38℃の「不感温浴」を特におすすめします。**

熱いお湯はストレスになる

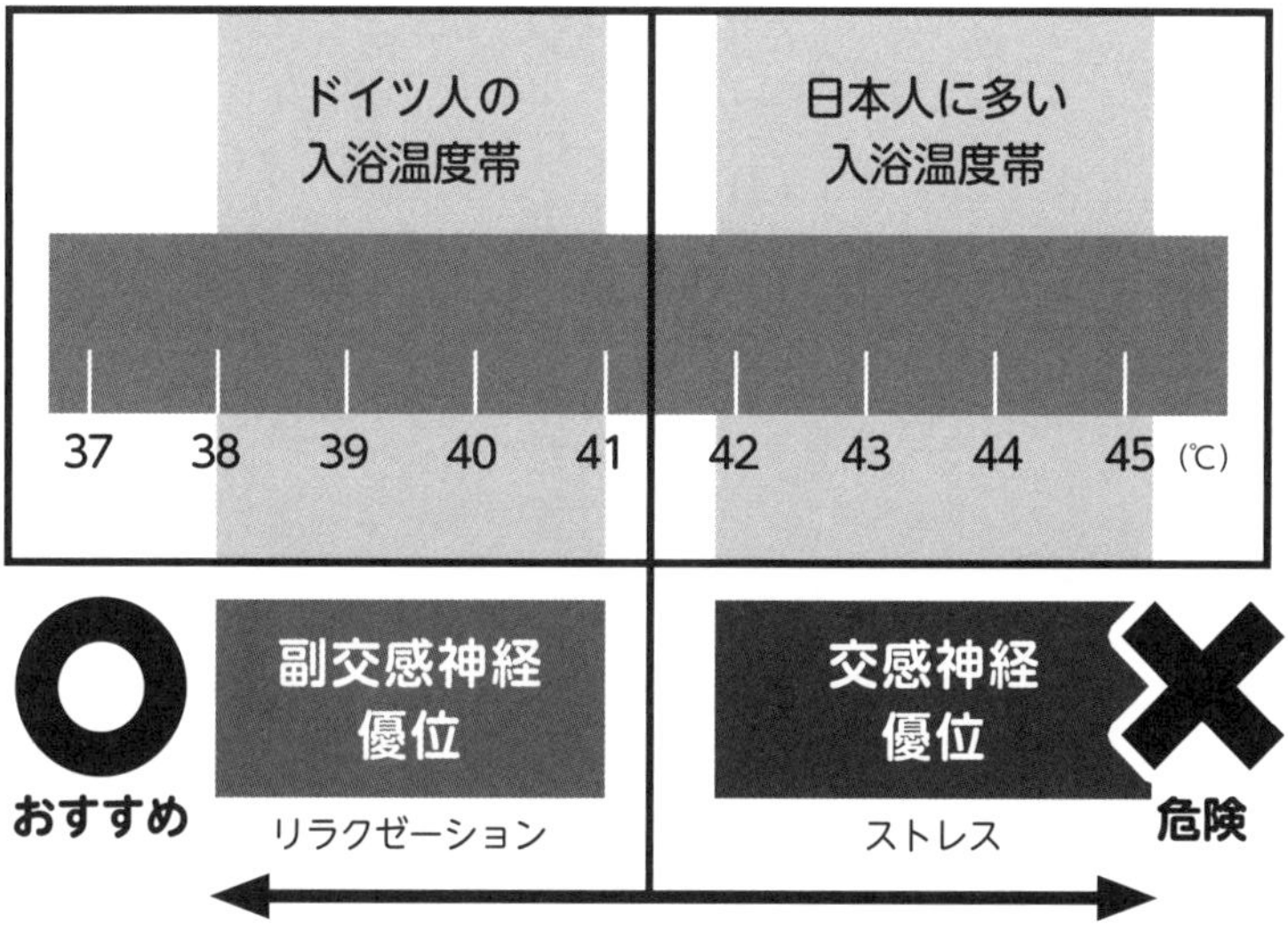

熱めのお湯に入ってさっと上がる入浴スタイルの方は、「ぬるいお湯では体が温まらない」といいがちですが、冷えやすい低体温だから熱いお湯を好み、**お湯が熱いために長く浸かっていることができず、さっと上がるために体の芯まで温まることがない**――このような入浴習慣では、**自律神経が整わないため体温を維持できないという悪循環**を招きます。

なによりも熱めのお湯は、体に負担をかけるストレスの原因。交換神経優位の状態になるためリラックスすることはできず、疲労を回復することはできませんし、血管が収縮するため血流を促進する効果も望めません。

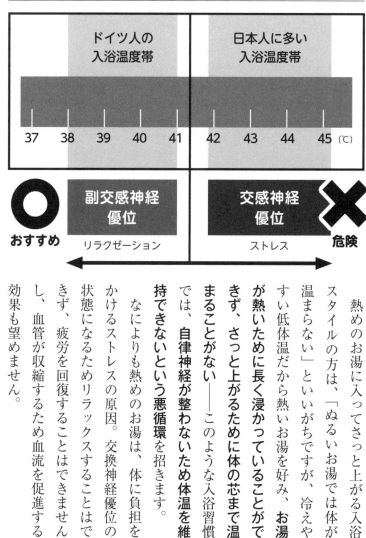

熱いお湯に浸かると、体温を一定に保とうとする機能が働き、血管を収縮させて上がりすぎた体温を下げようとするのです。

カラスの行水タイプの方は、体の表面を温めるだけの熱め・短時間の入浴スタイルを見直し、副交感神経を優位にしてより血流を促す、**ぬるめのお湯に少なくとも15～20分以上ゆっくり浸かること**を心がけてください。

シャワーですませていませんか？　湯船に浸かる習慣を！

私たち日本人だけがもっているお湯に浸かる入浴習慣。その高い健康効果を十分に生かしたいところですが、残念なことにシャワーで体を洗うだけの人が増えているようです。

「忙しくて時間がない」
「ユニットバスで湯船がせまい」
「浴槽にお湯を張ったり、掃除したりするのがめんどう」
「単身家庭で湯船にお湯を張るのはもったいない」

日本人はシャワーもシャンプーも使用頻度が高い

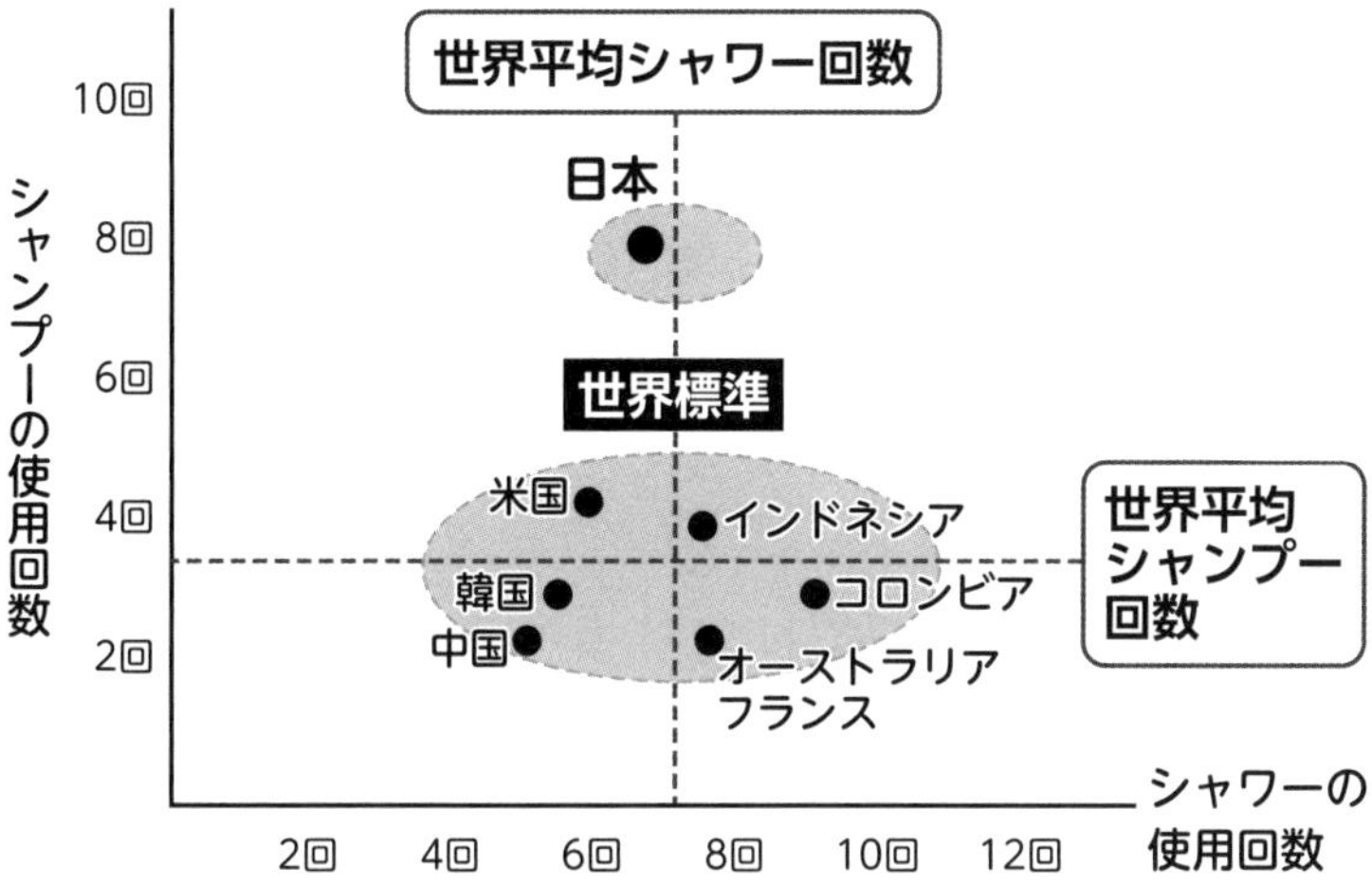

シャワーですます方にはそれぞれ理由があることでしょう。けれども、**シャワーでは、多くの健康効果は望めません。**お湯に浸かる入浴と比較すると、お湯は体の表面を流れるだけですから、温熱効果は低く、水圧効果や浮力効果がないのは明らかです。

清潔好きの日本人は、シャワー頻度もお湯に浸かる習慣がない国々と同じくらい高いことがわかっています。

いきなり、浴槽に浸かる習慣に変えるのが無理だとしても、週7回のシャワーを5回、3回というふうに段階的に切り替えるだけで、体調の変化に気がつくはずです。

純正重炭酸温浴でシン健康習慣

純正重炭酸温浴剤を選ぶ

いまでは**炭酸浴をうたった多くの炭酸入浴剤が市販されていますが、本書でおすすめするのは、あくまでも純正重炭酸温浴剤です。**必須の成分は、重曹（炭酸水素ナトリウム）、クエン酸、ビタミンＣ（アスコルビン酸）の３つ。生体に影響を与えるレベルのそのほかの化学物質は避けるべきです。

ところが、炭酸入浴剤の多くには、化学合成された有機酸であるフマル酸やコハク酸、リンゴ酸のほか、お湯に色や香りをつけるために化学物質が添加されています。これらは健康に無益なだけでなく、繰り返し触れるうちに化学ストレスになりえます。これらの成分を含む炭酸入浴剤はぜひ避けてください（詳しくは後述します）。

もう一度、重曹とクエン酸、ビタミンＣが重要な理由を述べておきましょう。まず、重曹とクエン酸がなければ重炭酸イオンを効率よく発生させることができません。そして、クエン酸は炭酸ガスの発生に重要であるだけでなく、体に化学ストレスを与えない発酵法で合成される唯一の有機酸なのです。さらにビタミンCは水道水に含まれている残留塩素を中和無害化する重要な成分。この3つがそろっていることが純正重炭酸温浴剤の必須条件といえます。

純正重炭酸温浴剤の使い方

純正重炭酸温浴剤の使い方はとても簡単。浴槽に張ったお湯の中に投入するだけです。**お湯に投入する錠剤の数は、**私たちがおすすめしている**純正重炭酸温浴剤の場合、通常は2〜4錠**です。

純正重炭酸温浴の血行促進作用は毛細血管の量に比例して高まりますから、毛細血管が減少していない若い方は、投入する錠剤が少なくても効果が出やすい傾向があります。逆に毛細血管が減少しがちなご高齢の方や、冷え性の方は5錠程度使うことをおすすめします。

重炭酸イオンの濃度は、投入する錠剤の数に比例して高くなりますが、家庭のお風呂では5錠を超えて入れる必要はありません。

純正重炭酸温浴剤をお湯に投入すると、シュワシュワととても細かい泡を放出しながら溶けていきます。この気体が炭酸ガスです。これを見ていると泡が気持ちよさそうで、「泡が立っているときにお湯に入りたい」と思われるかもしれませんが、完全に溶けてから入浴することをおすすめします。

泡はお湯の中でどんどん消えてなくなります。この過程で炭酸ガスは重炭酸イオンと水素イオンに解離してお湯の中に溶け込んでいます。錠剤がある程度溶けるか、または溶かしながら入っても問題はないのですが、血流促進作用が不十分。効果があるのは炭酸ガスではなく重炭酸イオンなのです。

純正重炭酸温浴剤が溶けたお湯は、ビタミンCの作用で残留塩素が中和され、湯ざわりはやわらかで、浸かっているうちにポカポカと温まっていくのが実感できると思います。お湯は透明なままでにおいもありません。

アトピー性皮膚炎の方や、汗が出にくい方は、血流が促されて温まることで皮膚がかゆくなったり、赤くなったりすることがまれにあります。これは一過性のもので、症状や皮膚の状態を悪化させるものではありません。不快に感じたら、錠剤の数をいったん減らして、慣れてから徐々に増やすようにしてください。

純正重炭酸温浴の基本ルール①　化学物質によるバスロスを避ける

ここまで繰り返してきたように、石けんやシャンプーに含まれる化学物質は化学ストレスの要因。化学物質を含む石けんやシャンプーは洗浄力が強すぎるため、健康を維持するために必要な皮脂まで洗い流してしまい、皮膚のバリアを破壊して皮膚から吸収されます。化学物質が皮下脂肪に溶解・蓄積すると化学ストレスになり、自律神経が交感神経優位に傾くことによって、血流は停滞し低体温、そこから生じる悪循環によって病気を招くことになりかねません。

したがって、**純正重炭酸温浴の最も重要な基本ルールは、「化学物質によるバスロスを避ける」こと。**純正重炭酸温浴の健康効果を減少させる化学物質は避けてください。石けんやシャンプー、リンスなどに含まれる「ラウレス硫酸ナトリウム」などの界面活性剤、「パラベン」などの防腐剤は、化学ストレスの原因となりえるのです。

第1章で紹介したアレルギー疾患に対するパラベンとトリクロサンの影響を調べた研究報告で、EUやアメリカで販売禁止されたトリクロサンが、日本ではまだ販売されていることに対して、「トリクロサン含有商品の販売が差し控えられたにもかかわらず、トリクロサンを含む薬用石けんなどが使用されていた。トリクロサンは明らかにアレルギーを引き起こすことから、その使用を控えることが必要である」と警鐘を鳴らしていたことを思い出していただきたいと思います。

この研究で、パラベンがアレルギー疾患の発症や悪化に関与していることは明らかにされました。ラウレス硫酸ナトリウムによる健康被害が起こっていると報告した海外の研究論文、塩素が皮膚を乾燥させアトピー性皮膚炎を悪化させる要因になっていることを示唆した研究論文も紹介しています。

健康な人は化学物質の影響を感じにくいかもしれません。

しかし、化学物質はまず肌のバリア機能を壊し、体内に吸収されると化学ストレスになります。これに対抗するために副腎皮質からコルチゾールというホルモンが分泌されて交感神経を刺激するのです。

最初に自覚できるのは、肌が乾燥して荒れたり、不眠ぎみになる程度かもしれません。けれども、これが常態化すれば、自律神経のバランスを崩し、低血流と低体温を招くリスクがあるのです。

化学物質のリスクにさらされやすいのは、入浴時だということを意識してほしいと思います。全身を包む皮膚が、化学物質を吸収しやすい粘膜が、石けんやシャンプーに含まれる界面活性剤や抗菌剤を浴びる入浴時が最も危険なのです。

純正重炭酸温浴剤を使えば水道水の残留塩素を中和することはできますが、抗菌剤が含まれた石けんで体を洗えば、皮膚の健康を守る常在菌は洗い流されてしまいます。化学物質によって皮膚や髪は乾燥しやすくなります。

このような入浴を毎日のように続ければ、皮膚のバリア機能は低下するでしょう。化学物質を経皮吸収しやすくなり……あとは悪循環が待っています。

純正重炭酸温浴の健康効果が高くても、このような化学物質の悪影響をすべて打ち消すことはできません。

純正重炭酸温浴の血流促進効果を最大限に発揮させるために、石油系界面活性剤や抗菌剤、防腐剤を使用した石けんやシャンプー、リンスなどの使用は避けること、使う場合はオーガニックの石けんやシャンプーを使用することをおすすめします。

純正重炭酸温浴剤のクエン酸はナチュラルな洗浄成分

本来、私たちの皮膚は、清潔を保ち健康を守る機能をもっています。古くなった角質層は自然にはがれ落ち、角質細胞の間にすき間なく存在する「セラミド」(細胞間脂質)が皮膚の水分を保ち、多くの常在菌が共生する皮脂膜は弱酸性に保たれてバリアの役割を果たしています。人工的なものでケアしなくても、自然に調和がとれている人体の驚異です。この調和を崩すことは、健康の基盤を壊すことを意味します。

もともと自然界にあった重炭酸泉を再現した重炭酸イオン水は、自然から授かった皮膚の作用を損なわずに洗浄することができます。お湯の中に溶け出したクエン酸は、クエン酸ナトリウムに変化し、古い角質を溶解し老廃物を洗い流します。クエン酸は皮膚のきめを整えたり、毛穴を引き締めたりする美容効果も高い成分なのです。

入浴剤の色や香りを楽しみたいという方は、もの足りなく感じるかもしれませんが、**無味無臭で刺激のない純正重炭酸温浴なら、目に入っても痛くありませんし、飲むこともできます。肌がデリケートな赤ちゃんも安心して入浴させることができます。**

純正重炭酸温浴の基本ルール②　ぬるめのお湯で20〜30分

ぬるめのお湯で20分以上、理想的には30分の全身浴がおすすめです。私たちの「長湯式重炭酸温浴ＮＯ療法オンラインクリニック」では、１日20〜30分の温浴を推奨しています。ぬるめの純正重炭酸温浴をおすすめる理由は２つ。

１つ目の理由は、**リラックス効果を高めるため**です。前述したように、熱めのお湯は交感神経を刺激し興奮状態をもたらします。ゆったりとお湯に浸からないと、重炭酸イオンの経皮吸収による血管拡張効果も十分に見込めません。

２つ目の理由は、**お湯に溶け込む重炭酸イオンの量を増やすため**です。気体の溶解度は低温ほど高く、高温になるほど低下します。これは高温で分子の活動が活発になり、溶液から放出されるから。二酸化炭素（炭酸ガス）も例外ではなく、お湯の温度が高いと炭酸ガスが重炭酸イオンに変化する際の効率は悪くなります。

炭酸ガスが重炭酸イオンに変化する効率をできるだけ高くし、長く快適に入浴できる温度を探っていくと、36〜38℃の「不感温浴」にたどり着きます。長く入っていることができれば、もっと低くてもよいでしょう。

最適温度は季節によっても異なります。夏なら36℃、真夏なら28～36℃でも快適です。体が冷えやすい冬は37～41℃。もちろん、個人差はありますから、長く入っていられる快適な温度をみつけてください。

純正重炭酸温浴は体が本来持っている「恒常性維持機能（ホメオスタシス）」に働きかける入浴法。血管内に重炭酸イオンが増えると体は酸素不足と勘違いし、NOを分泌して血管を拡げ酸素を運ぶ血液の流れをよくしようとする働きが起こります。ぬるめのお湯でも血流が促され、体が温まるのはこのため。血管が拡がりますから、血管の内壁にかかる圧力＝血圧が高まることはなく、ぬるめのお湯ならストレスを感じることもありません。純正重炭酸温浴が安全でリラックス効果が高い理由です。

長時間入浴するときは、知らず知らずのうちに脱水症状に陥りがちです。**温浴前後の水分補給をしっかり意識**しましょう。

純正重炭酸温浴の基本ルール③　半身浴より全身浴

健康によいとして、かつて半身浴がブームになったことがありました。半身浴の場合もぬるめのお湯に長く入ることが推奨されています。

ぬるいお湯にゆっくり浸かるのはよいのですが、下半身だけをお湯に浸けるのでは、温浴のメリットは薄れます。体を温める効果は半減。全身の血流改善やむくみ解消など、全身浴で体に適度にかかる水圧による効果も望めません。純正重炭酸温浴の場合、経皮吸収される重炭酸イオンの量が半減しますから、血流促進作用も半減します。

ぬるめのお湯なら全身浴をしても心臓に負担がかかりすぎることはありません。肩こりなどの痛みに、**全身浴の効果が高い**という研究結果もあります。

そして、もう1つ重要なことは、リラックス効果です。

浴槽に首まで浸かって浮力と水圧を全身で受けると、体重の負担は9分の1程度に軽減され、ふわふわと漂うような浮遊感、それに伴う解放感を感じるはずです。このリラックス効果があるからこそ、副交感神経が優位になり、日々のストレスで交感神経優位に傾いた自律神経のバランスを整えることができるのです。

ゆっくりとお湯に浸かり、手足が温まり、リラックスしてストレスが解消できれば、**自然と睡眠の質は高まります。**


頑固な冷え性に悩んでいる方は30分以上の全身浴をおすすめします。

純正重炭酸温浴の応用　体の状態に合わせた温浴

運動をしている方の場合、筋肉の疲労をいかに防ぐか、いかに速やかに回復するかはたいへん重要なテーマです。過度な運動負荷によって筋肉内のpHは酸性にシフトし、体温が異常に上昇してタンパク質は変性し、筋肉の機能のみならず筋肉組織自体も障害を受けます。

この筋疲労を予防してパフォーマンスを向上させるために、パフォーマンス前の対策として予備的な全身加温が有効であるとする論文があります。2002年に開催されたソルトレイクシティ冬季オリンピックにおける日本代表クロスカントリー選手の対策と成績によって激しい運動負荷の前にあらかじめ体を加温しておくことで筋肉をはじめ体内のあらゆる細胞にはヒートショックプロテインの一種が産生され、運動中の筋疲労を軽減し、パフォーマンスを向上させることが証明されたのです。

パフォーマンス後の対策として、筋肉に蓄積した乳酸などの疲労物質を排出し、炎症を鎮静化して筋疲労から速やかに回復するための手段として、不感温度での重炭酸泉温浴による体温上昇を伴わない血管拡張が有効に働く例も観察されています。

また、結果が求められるアスリートでは、プレッシャーや緊張によるストレス、そして運動負荷による過度なストレスが交感神経を刺激し続け、副交感神経の活性が低下して不眠や消化不良、免疫機能の低下による病原体の感染、アレルギー症状などが起こりえます。こうしたストレスによってダメージを受ける自律神経の調整もアスリートにとっては必要不可欠な課題で、温浴など温熱効果が自律神経の調整に有効であることも知られています。

このようなトップアスリート向け対策を一般の方も応用することができます。

日々、運動を心がけている方で、運動強度を高めたいときには、パフォーマンスアップのためにはヒートショックプロテインの誘導を目指して、運動日の2～3日前にぬるめのお湯からスタートしてだんだんお湯の温度を上げ、舌下温が平熱から1℃以上、上がるまで全身浴を行うプログラムを。

パフォーマンス後の筋疲労には、深部体温を上げすぎないように、体温以下の重炭酸泉の半身浴で疲労軽減プログラムを、ケガの治療中やリハビリ中には組織修復の促進、慢性疼痛の緩和などを目的としてぬるめの重炭酸泉の全身浴で回復促進プログラムをという具合です。

免疫を維持するためには適度な運動も大事です。**お風呂を利用して目的別の温浴を試してみませんか？**

純正重炭酸温浴の基本ルール④　睡眠の質を上げる

健康な体を守っていくために睡眠は重要な要素です。

ところが、日本人は世界的にみても睡眠時間が短いことがわかっています。経済開発協力機構（ＯＥＣＤ）が２０２１年に発表した国別平均睡眠データによると、**日本は調査国中ワーストの7時間22分と最下位**で、ＯＥＣＤ平均と比べると約１時間近く短いのです。

睡眠時間が長すぎても健康面で問題を引き起こしますから、長ければよいというものでもないのですが、日本人の睡眠時間が短いのは明らかに問題があります。

この調査以降、日本人の睡眠時間はさらに短くなっています。特に女性は睡眠時間が短く、厚生労働省の「国民健康・栄養調査」によると、１日の平均睡眠時間が６時間未満の割合は、男性で37・５％、女性で40・６％にものぼります。

日本の睡眠時間はワースト1

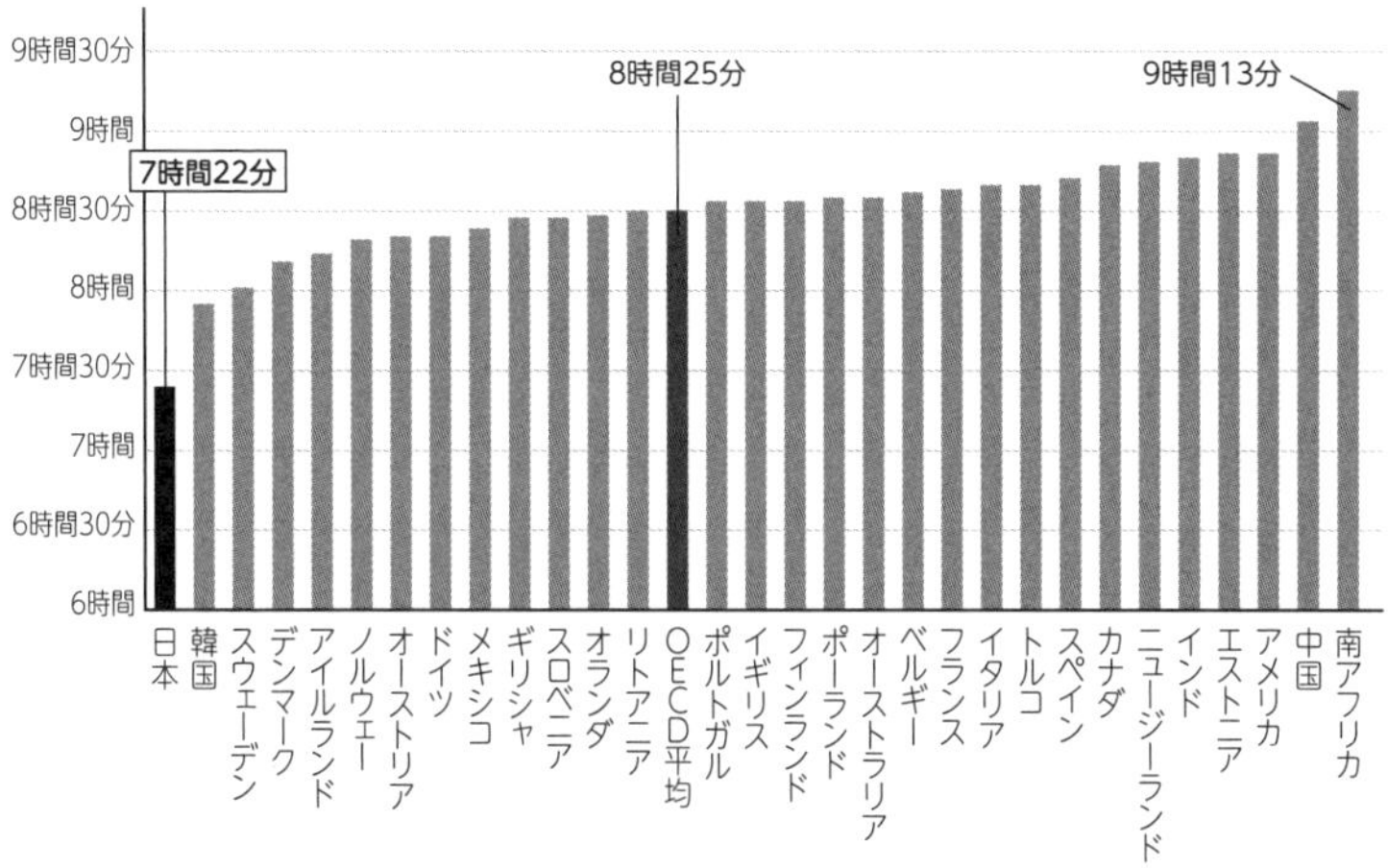

OECD：2021年調査データを参考に作図

日本と並んで韓国の睡眠時間が短いことから、両国では水道水の残留塩素が多いという共通点が浮かび上がってきます。残留塩素が皮膚のバリアを破壊し、経皮吸収された化学物質による化学ストレスが原因となってリラックス時に優位となる副交感神経に切り替えることができず、睡眠の質が低下しているのではないかという疑いです。このことからも、化学ストレスを避ける重要性がわかります。

もう1つの問題は、**睡眠の満足度においても日本が最下位で、７割近くの人が満足していない**こと。

なかなか寝つけない「入眠困難」、睡眠時間は十分なのに寝た気がしない「熟眠困難」、眠りが浅く夜中や早朝に目が覚める「早朝覚醒」などの「睡眠障害」は、ストレスが原因になることが多く、生活の質を下げるとともに、体の不調や病気の原因になりうるものです。一般的には不眠症と呼ばれるこれらの症状を改善して、**ぐっすり眠り、すっきり目覚めるため**にも、リラックス効果の高い、**純正重炭酸温浴剤による全身温浴**をぜひ役立ててください。

純正重炭酸温浴が睡眠の質を改善する理由

純正重炭酸温浴が睡眠の質を上げる理由は、リラックス効果だけでなく、体温が関係しています。人間の体は、活発に活動する昼間は体温が高く、日没から就寝する夜間には体温が下がるという身体リズム（概日《がいじつ》リズム）をもっています。自然に眠くなるときには、昼間は高かった体温が下がっているのです。

通常、体温は体表面の温度を指しますが、**重要なのは体の内部の深部体温**です。人間の体温は、**深部体温が高いときには手足の皮膚温度は低く、深部体温が低いときには手足の皮膚温度が高い**という関係があります。

入眠時に体温は下がる

※健康な学生（21歳）のひと晩の睡眠と体温の変化

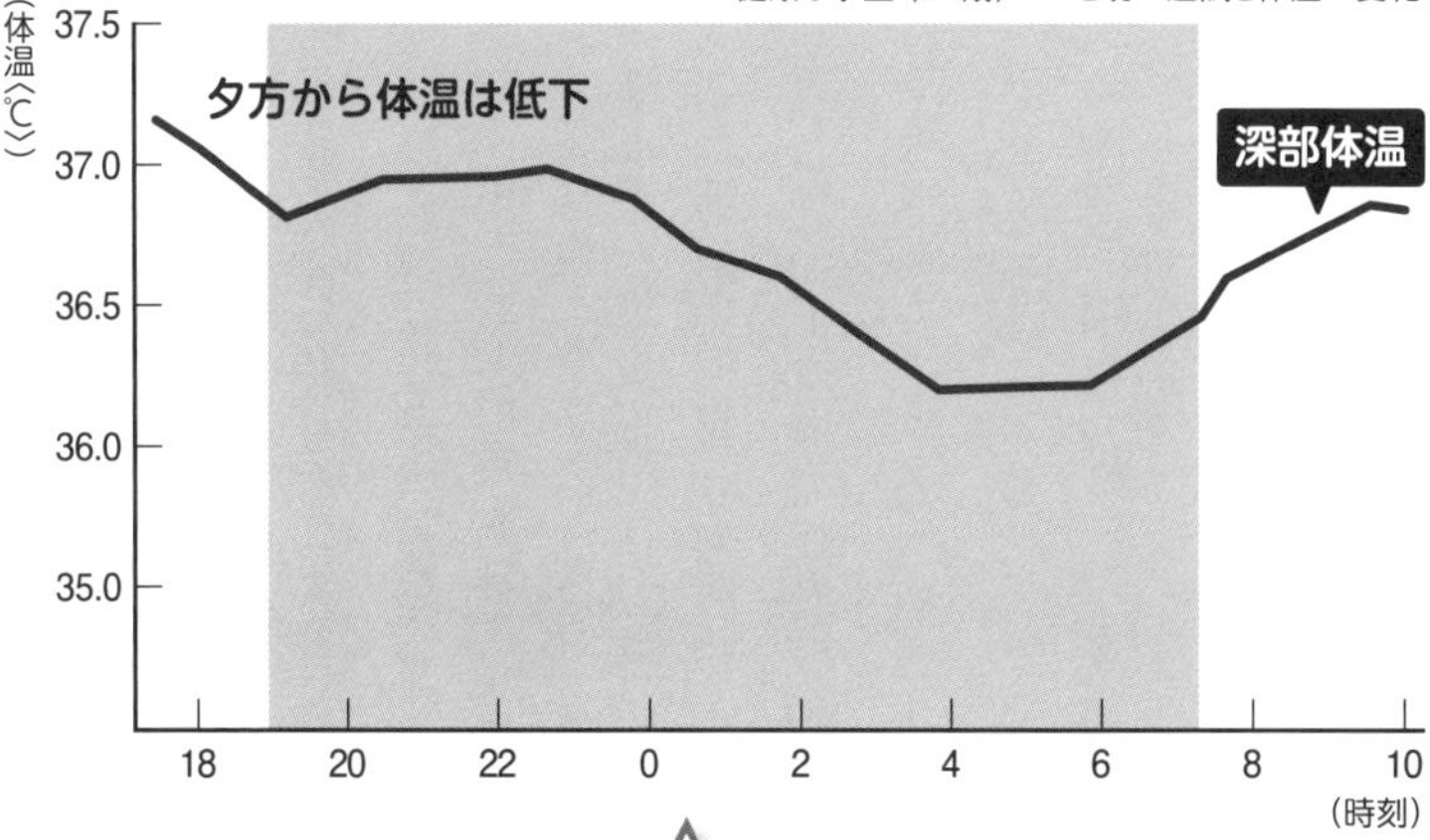

深部体温が下がり、手足が温かくなると眠くなる！

眠りについて脳と体を休ませるときに下がるのは深部体温。その前段階として、体内の熱を放散する必要があります。体の末端から熱を放出するために手足が温かくなるわけです。つまり、**深部体温が下がり、手足の皮膚温度が上がった状態が最も眠気をもよおす状態**なのです。

「手足が冷えて寝つけない」、こう感じることは誰でもあるのではないでしょうか。手足の冷えは外部環境だけに左右されるものではありません。ストレスなどによって自律神経のバランスが悪くなると、寝ようと思っても手足から熱を放散できないために深部体温が下がらず、なかなか寝つけません。

つまり、**低体温の人の多くが睡眠の悩みをもっているのは、深部体温を下げるための体温の幅をもっていないため。**低体温の原因となっている自律神経の乱れも関係しているに違いありません。

このような入眠困難を解消するために純正重炭酸温浴はたいへん効果的です。血流の促進によって基礎体温を上昇させる効果があるからです。純正重炭酸温浴後は血流がよくなって体の芯まで温まっています。手足がポカポカしてくる2時間後が理想的な就寝時間。脳の温度や深部体温が下がり始めて、自然に眠気がやってきます。

人間は睡眠中、眠りの浅い「レム睡眠」と、眠りの深い「ノンレム睡眠」を交互に繰り返しています。入眠直後90分間のノンレム睡眠は、脳と体にたいへん重要な時間。健康を大きく左右する「成長ホルモン」が盛んに分泌されるからです。成長ホルモンはその名のとおり、子どもの成長を促すホルモンですが、大人では、疲労回復、ストレスの解消、細胞の修復、老化の抑制などに作用します。

「歳をとると眠りが浅い」

このようにいわれるのは、加齢によって「ノンレム睡眠」が減少するから。成長ホルモンの分泌低下は、生活習慣病や老化を進めることにつながりますから、**高齢の方**

ほど、入眠をスムーズにして睡眠の質を高める、就寝2時間前の純正重炭酸温浴を試していただきたいと思います。

純正重炭酸温浴の基本ルール⑤　継続は力なり

どれだけ健康効果が高くても、純正重炭酸温浴は医療効果とは違い、短期間で現れるものではありません。**継続して行うことによって効能が明らかになる**ものです。序章に記したように、私たちのクリニックでは、３カ月の診療を標準コースとしています。純正重炭酸温浴を習慣にすることで、血流がよくなり新陳代謝が促された結果、体の変化は徐々に現れます。

人間が本来もっている力を呼び起こすためには、それなりの時間がかかるということです。もちろん、これには個人差があります。比較的元気な方なら２週間ほどで変化を感じることもあります。一方、頑固な冷え性・低体温で悩んでいる方は、もっとかかるでしょう。

まずは2週間試してください。不調が解消されていくことが実感できるはずです。

継続は力なり——とはいえ、強くおすすめしなくても、**純正重炭酸温浴の心地よさを知れば、継続したくなる**ことを私は確信しています。

第5章

どんな不調・病気にも効果がある

体全体におよぶ純正重炭酸温浴の健康効果

健康の基礎がよくなれば、全体がよくなる

純正重炭酸温浴の健康効果の主柱となっているのは、ノンケミカル下でのNOの血管拡張による血流促進と低体温の解消です。さらに温熱・水圧・浮力効果による**リラックス・疲労回復で自律神経の働きを整える作用がここに加わります。**

このように複合的な効果が発揮され、私たちの体内では、基礎体温の上昇、新陳代謝の促進・老廃物の排出、基礎代謝の向上、免疫の調整と活性化、血管の柔軟化、ゴースト化した毛細血管の再生、体内酵素やホルモンの活性化、エネルギーを生み出す細胞内のミトコンドリアの活性化など、健康を保つために好ましい現象が次々と起こります。

その結果、健康効果はまず睡眠の質の改善・向上となって現れます。健康の基礎と

なる三要素**「睡眠の質」「血管の健康」「バランスのよい自律神経の働き」が整えば、いよいよ好循環のはじまり。**さまざまな作用が相互に好影響を発揮して、さらに睡眠・血管・自律神経が整うのです。

睡眠の質が上がったあとに自覚できる改善効果は、最初は小さなものかもしれません。けれども、**純正重炭酸温浴を継続しているうちに、多くの不調が改善していくことに気づくでしょう。**

純正重炭酸温浴の健康効果は、薬のように特定の症状に効く局所的なものではありません。髪の毛から爪、皮膚、血管、脳、筋肉、内臓にいたるまで、私たちの体を構成している、**ありとあらゆる細胞・組織・臓器に好影響を与えます。すなわち、改善が期待できる不調や病気も実に多種多様。**オンラインクリニックの診療メニューとして掲げた冷え症、睡眠障害、更年期障害、ＰＭＳ（月経前症候群）、肌トラブル、アトピー性皮膚炎、ストレスによる不調はもちろん、頭痛、肩こり、腰痛、便秘、肥満などの不調解消だけでなく、高血圧や動脈硬化、脳血管疾患、心疾患、糖尿病をはじめとした生活習慣病、がん、アレルギー性の病気、認知症、感染症などの予防・改善が期待できるのです。

この章では、純正重炭酸温浴で解消できる不調、予防・改善が期待できる病気の中から、これまで触れてこなかったもの、特に重要な病気などをピックアップし、わかりやすく解説します。

基礎代謝の向上でメタボ解消

安静時や睡眠時に消費するエネルギーを生み出す「基礎代謝」。この働きが低下すると、食事で摂った栄養が効率よく消費されず、体脂肪として蓄積されやすくなるとともに、体脂肪は燃焼されにくくなります。

この状態が進むと、待ち受けているのが「メタボ」。おなかまわりにたっぷりと内臓脂肪がついた状態です。厳密には、内臓脂肪型肥満に高血糖・高血圧・脂質異常症のうち2つ以上が合併した状態を「メタボリックシンドローム」と呼び、生活習慣病の発症リスクがきわめて高い病態とされています。脂肪が多いと外から温めたときにも体温が上がりにくく、健康のうえでも黄色信号が灯った状態です。

血流の改善は内臓型肥満解消に役立ちます。血流がよくなると、体温が上がり、基礎代謝もどんどんよくなるからです。

大分県の長湯温泉で重炭酸温浴を続けた人を調査したところ、「腹囲」と「肥満率」**が改善**したことがわかっています。

アンチエイジング効果――老化にかかわる体の酸化を防ぐ

心身を若々しく保つアンチエイジング効果の鍵となるのは毛細血管です。加齢とともに毛細血管が減っていけば、体中の細胞が酸素・栄養不足になってしまうわけですから、見た目に大きな影響のあるお肌や髪の老化につながります。もちろん、毛細血管の減少が問題となるのは美容面だけではありません。脳と体の若さを保つ鍵が毛細血管なのです。

皮膚の毛細血管を調査したある研究では、60代、70代の人は20代に比べて、毛細血管が4割も減少していました。純正重炭酸温浴の血流促進効果は、ゴースト化した血管をよみがえらせます。血流が改善されると、毛細血管の健康を保つだけでなく、毛細血管の新生を促すのです。

血流改善による老化防止には、もう1つルートがあります。**「血流改善」→「体温上昇」→「入眠にいたる身体リズムの調整」→「睡眠の質の向上」→「血管の修復・再生にかかわるホルモンの分泌」**です。

まず、血流が改善されれば、体温が上昇します。上がった体温がストンと下がるのが入眠しやすくなる身体リズム。これには体温を上げてから下げる入浴が適していいます。快い入眠には、1℃近く体温を下げるとよいのですが、低体温の方はこの下げ幅がなかなかとれません。一方、体温が上がりっぱなしでは逆に寝つけませんから、入浴は床につく2時間前くらいが最適。この頃に眠気がやってきます。

寝つきがよくなり、睡眠の質が向上すれば、毛細血管の修復・再生に関与する「成長ホルモン」や「メラトニン」など8種類のホルモンの分泌が促進されるとともに、分泌量も増えます。

傷ついた細胞の修復に最も重要な成長ホルモンは、就寝後3時間ほどの深い睡眠時に多く分泌され、質のよい睡眠にかかわるメラトニンには、老化の大敵である血管の酸化を防ぐ働きもあります。睡眠の質が改善されれば、疲労回復にもストレスの解消にも効果大であることはいうまでもありません。

便秘や肩こりなどの解消

血流の悪化が原因の１つとなる肩こりや**腰痛**。血流がよくなれば、改善が期待できます。**肩こり**は、血流の悪化によって筋肉が酸素不足になり、疲労物質がたまって、さらに血流の悪化を招くという悪循環から起こります。原因不明の腰痛も血流不足による低酸素状態から起こることが多く、その場合、**血流の改善によって解消**できることがあるのです。

血流改善による不調解消の中でも意外なところでは、年々発症数が増えている熱中症や、慢性の便秘があります。

熱中症対策の基本は、こまめな水分補給。血流が悪いと細胞に水分がいきわたりません。血流改善によって適度に発汗し、熱中症に強い体を作ることができます。

便秘に血流が関係しているのは、血流の停滞が腸の働きを鈍らせるからです。もちろん、便秘の原因となる食生活の乱れなど、さまざまな原因を取り除くことも必要ですが、**血流の改善も便秘解消の鍵**となるのです。なお、純正重炭酸温浴を実践することによって便通の改善を実感している方が多いのは、序章で紹介したとおりです。

更年期障害の不定愁訴を解消

更年期障害の原因は、閉経期の卵巣老化による女性ホルモンの分泌低下です。女性ホルモンが閉経期に急激に減少したり、中枢レベルでのホルモンバランスが変化したりすることで起こります。

更年期を迎えた女性にとって、原因となる病気が見つからない、さまざまな不快症状（不定愁訴）は悩みの種。不定愁訴は、全身倦怠感、疲れやすさ、ほてりやのぼせ、発汗、手足の冷え・しびれ、動悸、耳鳴り・めまい、頭痛、憂うつ、イライラなど、人によってさまざまです。日によって、あるいは時間帯によって、出たり出なかったりするのが、更年期障害の特徴でもあります。

また、ストレスも関連して自律神経が乱れる「自律神経失調症」の病態を示すのも更年期障害の特徴で、血流が停滞して血管が線維化して組織の硬化が起こり、血管の拡張や収縮がスムーズにできなくなると、自律神経機能はますます低下してさらに血流が滞ります。

このような状態に加えて、加齢や運動不足により下半身の血流不足で冷えが下半身に集中すると、上半身に熱がたまり、ほてりや、めまい、睡眠障害、気分の変化などの症状を悪化させると考えられています。

女性ホルモンの分泌低下から自律神経失調にいたる更年期障害に純正重炭酸温浴が効果的な理由は、血流と体温の改善ができること。心身をリラックスさせる効果も高いことから、自律神経のバランスを整えることもできます。また、効率のよい体温上昇は、鎮静作用のある神経伝達物質β《ベータ》エンドルフィンの分泌や、ストレスから体を守るヒートショックプロテインの産生を促し、不快症状の軽減や解消にも役立ちます。

重炭酸イオンの作用により、純正重炭酸温浴が更年期に起こるさまざまな不調の改善に有効なことは各種データが示しています。ある医療機関のデータによると、**1日15～20分の純正重炭酸温浴の継続で、1カ月後から症状の改善**がみられました。

注意していただきたいのは、合成化学物質を含むシャンプーや石けんは化学ストレスの原因となり、自律神経を乱す要因となること。**化学物質を経皮吸収しやすい女性**は、このような**石けんやシャンプーを避けることがたいへん重要**です。

なお、更年期障害は女性にかぎったものではなく、男性でも起こることがあり、その場合は性機能の低下などもみられます。

血管の健康を保ち、動脈硬化の進行を抑制する

重要な血管について知ろう

私たちが生命活動を維持するために不可欠な酸素や栄養を細胞・体組織に届ける血液。その運搬ルートである重要なインフラが血管です。健康を保つために血液と血管が重要なことはいうまでもありません。血管には心臓から出た「動脈」、血液を心臓に戻す「静脈」、動脈と静脈を網の目のようにつなぐ「毛細血管」があり、これらすべてをつなぎ合わせると全長10万㎞。これは地球2周半の長さに相当します。

心臓から送り出された血液は、主に2つのルートで全身を循環します。1つは心臓の左心室から送り出されたのち、全身に酸素と栄養を届け、二酸化炭素と老廃物を回収して心臓の右心房に帰ってきます。もう1つは心臓の右心室から二酸化炭素の多い血液を肺に送り、二酸化炭素を排出して酸素を受け取り、心臓の左心房に戻ります。

全身をめぐる血管、心臓の構造

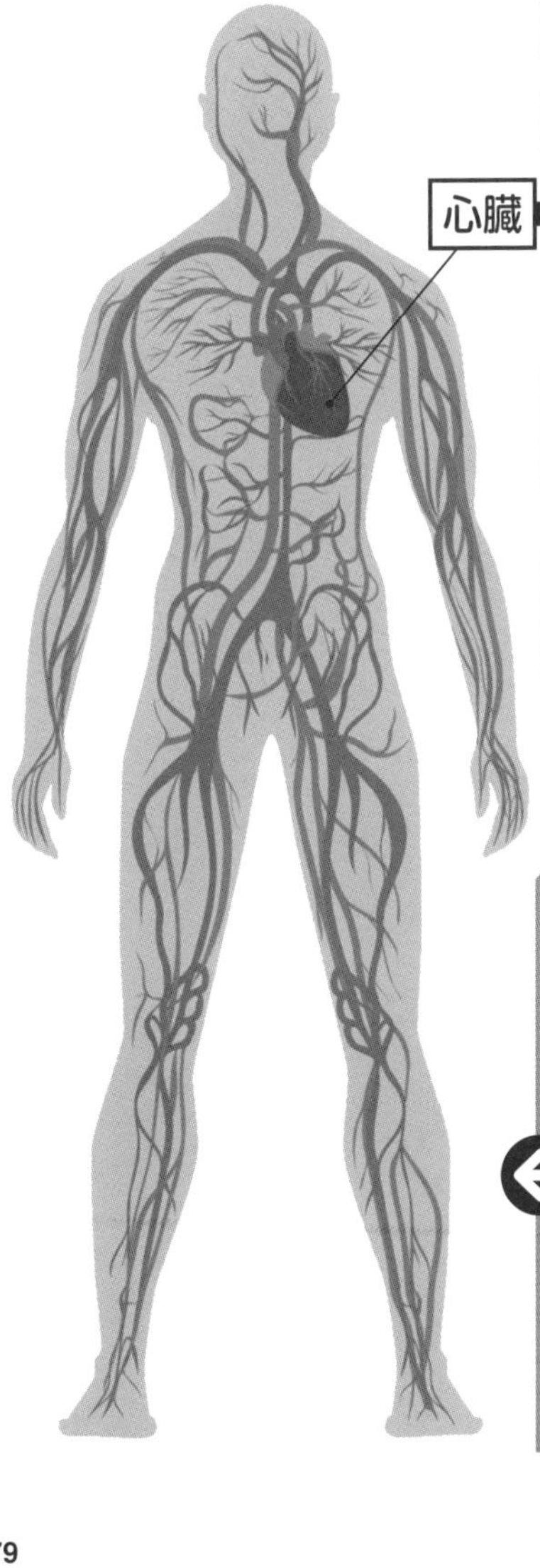

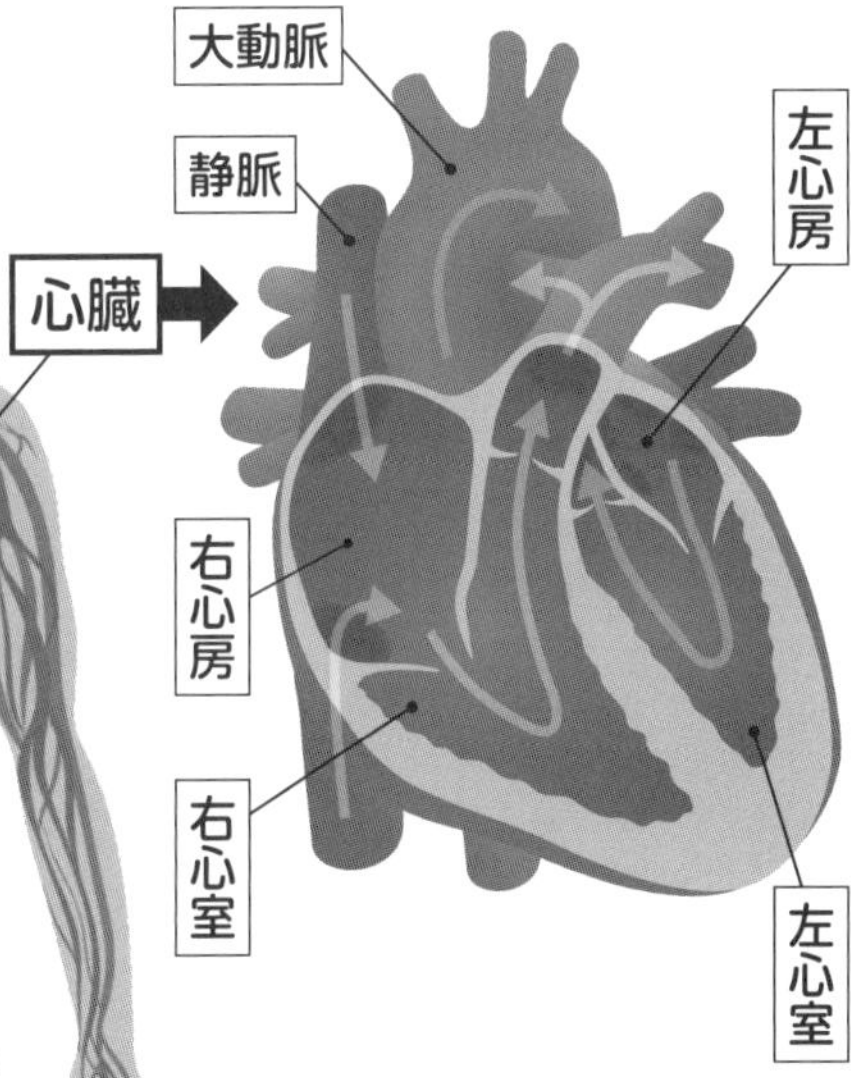

1日に約10万回収縮する心臓

心臓は「心筋」という筋肉のかたまり。1日に約10万回収縮して血管に血液を送り続けている。

血管全体の99%は毛細血管

すべての血管をつなぐと地球2周半にもなる血管の99%が毛細血管。直径は0.005〜0.02mmと赤血球がやっと通る細さで肉眼では見えない。

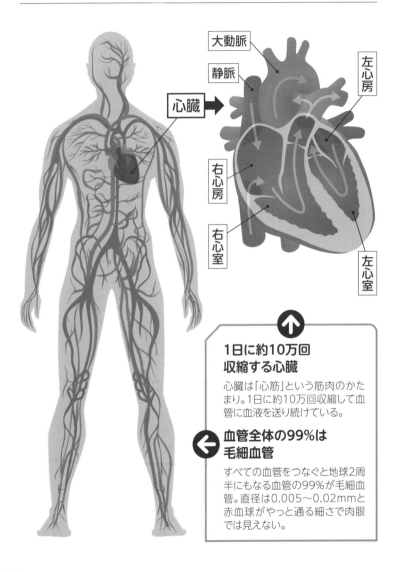

血管年齢と動脈硬化

「人間は血管から老いる」ことをより詳しく説明しておきましょう。血管年齢は、血管の柔軟性や厚さ、血流の状態などを測定することによって推定されるもので、さまざまな「血管年齢測定法」によって算出されます。重要な指標の1つとなるのが「動脈硬化」の進行度です。

動脈硬化の最大の要因は加齢です。血液の流れが悪くなると組織は線維化し、しなやかさは失われ、血管壁は次第に厚く硬くなっていきます。

そして、しなやかさを失った血管はもろく硬く破れやすくなります。この状態に高血圧や高血糖、脂質異常などが重なると血管の内膜が傷つき、そこに悪玉（ＬＤＬ）コレステロールなどが入り込むと、免疫細胞「マクロファージ」がそれらを排除しようと集まってきて、プラークと呼ばれるぷよぷよしたふくらみを作ります。このプラークは血管内壁をせばめて血流を停滞させるため、心臓は血圧をさらに高くして血流を促します。この圧力に耐えるために血管壁はさらに硬くなる悪循環に陥るのです。

動脈硬化が進行すると、血管本来の構造が壊れ、動脈からの血流が停滞した毛細血

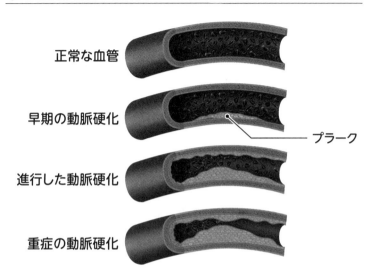

動脈硬化の進行プロセス

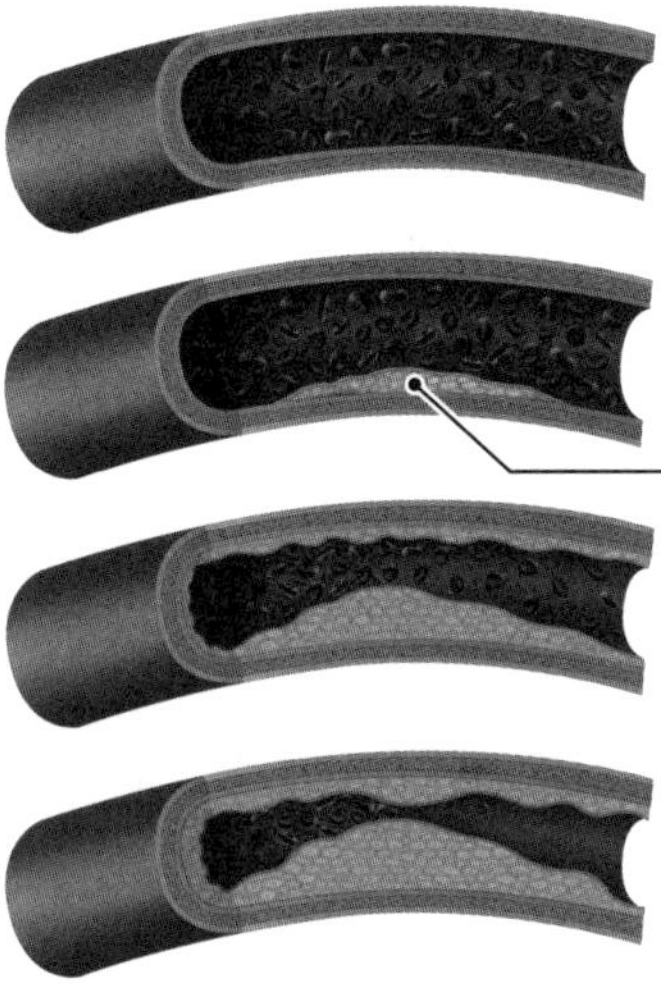

管はゴースト化します。血が通わなくなって、やがて消滅してしまうのです。

毛細血管のゴースト化は老化の始まり。酸素や栄養を直接細胞に届け、老廃物を回収するのが毛細血管の役割ですから、新鮮な酸素と栄養が届かなくなり、老廃物が蓄積した細胞が構成する臓器は破綻することになるのです。その結果、さまざまな臓器の機能が低下し老化が進みます。

「人間は毛細血管から老いる」と言い換えたほうが正確かもしれません。

さらに深刻なのは、このようにして動脈硬化が進行すると、脳血管障害によって起こる「脳卒中」（脳梗塞、脳出血、くも膜下《まっか》出血など)、心血管障害によって起こる虚血性心疾患(狭心症、心筋梗塞など)のリスクが高まることです。

動脈硬化と複合する高血圧、脂質異常症

血液が流れるときに、血管壁を内側から押す圧力が血圧です。血圧が慢性的に高い高血圧の基準は、医療機関で測定する「診察室血圧」で最高血圧(収縮期血圧)は140㎜Hg以上、最低血圧(拡張期血圧)は90㎜Hg以上とされています。

高血圧の原因は、運動不足、ストレス、飲酒、喫煙、食塩の摂りすぎなどさまざま。高血圧を放置すると、血管は内側からの圧力に耐えるためにどんどん硬く厚くなり、動脈硬化が進行するため、脂質異常症とともに血管病のリスク要因とされています。

脂質異常症は、血液中の中性脂肪値やコレステロール値が正常範囲内におさまっていない病気です。

特に悪玉(LDL)コレステロール、超悪玉(酸化LDL)コレステロールが増加すると、動脈硬化の進行にかかわるプラークができやすくなるため、中性脂肪値や悪

玉（ＬＤＬ）コレステロール値が高い、いわゆる「高脂血症」は動脈硬化の進行と密接に関連します。要注意数値は悪玉（ＬＤＬ）コレステロール値１４０㎎／dℓ以上、総コレステロール値から善玉（ＨＤＬ）コレステロール値を引いた数値が１７０㎎／dℓ以上です。

動脈硬化対策の一番手は血流の促進

動脈硬化が進行する要因は、一般に生活習慣と食生活の乱れとされています。動脈硬化と複合して、血管病のリスクを高める高血圧や脂質異常症、糖尿病の予防・改善にもつながることから、「生活習慣と食生活をあらためること」が動脈硬化を予防・改善する第一歩として推奨されています。

もちろん、生活習慣や食生活を無視することはできませんが、本書でおすすめするのは、**一にも二にも純正重炭酸温浴による血流の促進**です。血流が停滞して血管の老化が進み、動脈硬化がリスク因子となって血管病を招くのですから、血流を促進することが対策の一番手であるべきではないでしょうか。

生活習慣や食生活をあらためながら、適度な運動を続けるのはなかなか難しいのに対して、**純正重炭酸温浴は取り組むハードルが低い**こともメリットです。

実年齢よりも血管年齢が高い人が増えているのは、ストレスの影響も考えられます。過度なストレスは血管を収縮させる交感神経優位の状態を招き、血圧を上昇させます。ストレスホルモンであるアドレナリンやコルチゾールも分泌されるため、さらに血圧や血糖値を上げて、血管が大きなダメージを受け、髪の毛よりも細い毛細血管はゴースト化してしまうのです。また、寒さで血管が収縮して血流が悪くなる冬に、毛細血管はゴースト化しやすいという報告もあります。

ストレスによる影響を考慮に入れると、ますます純正重炭酸温浴の有効性は高まります。ＮＯによる血管拡張は血圧を抑える効果があります。そして、血流を促進することによって新陳代謝が促され、ゴースト化した毛細血管の代わりに新しい毛細血管が生まれます。ストレスには温浴によるリラックス効果で対処できます。

純正重炭酸温浴によって血管を若々しく保つことができるだけでなく、若返らせることもできるのです。

命にかかわる血管病を血流の促進で予防する

虚血性心疾患――狭心症、心筋梗塞

「虚血」は血液が足りないことを意味します。つまり、虚血性心疾患とは、心臓の筋肉（心筋）に血液を送る血管がせばまったり詰まったりして、心筋に十分な血液が送られないため、酸素や栄養が不足する病気。虚血性心疾患の代表が「狭心症」と「心筋梗塞」です。

どちらも心筋に酸素と栄養を送る「冠動脈」の血管事故によって起こります。心臓自体に問題があるのではなく、冠動脈の状態が悪くなって血流が途絶えることが原因です。そして、血管事故を招くのが動脈硬化なのです。

前述したように、動脈硬化が進行すると、血管内部にプラークが作られます。冠動脈にプラークができれば、心臓への血流は停滞します。

冠動脈の血管事故が虚血性心疾患の原因

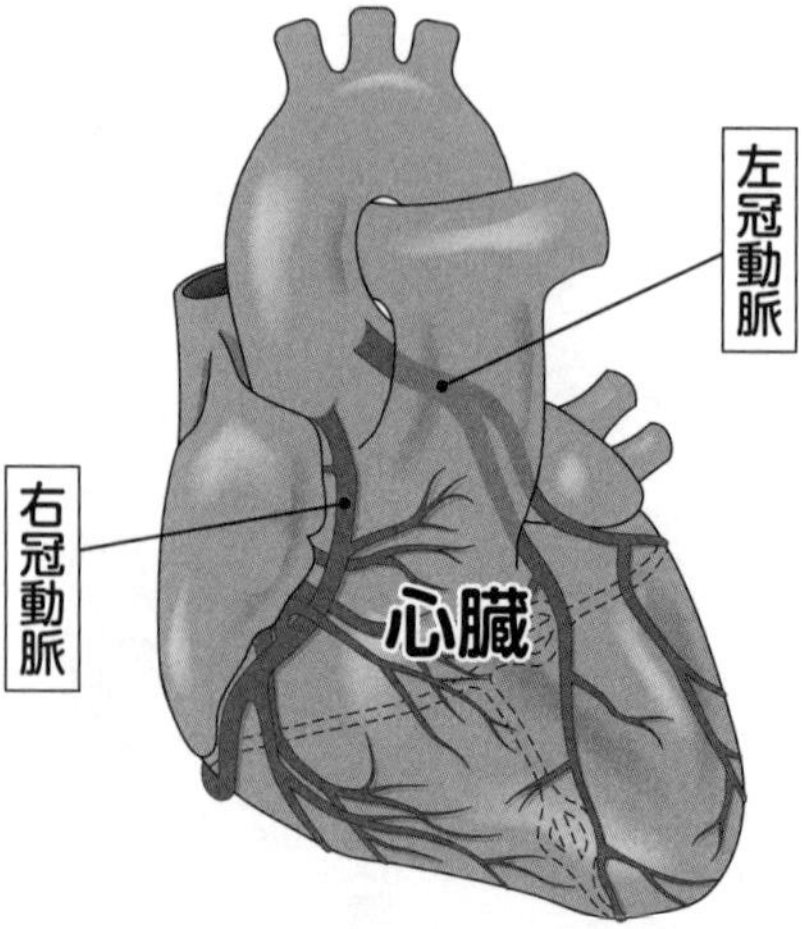

心筋に酸素と栄養を送る冠動脈

心臓の表面を走る「冠動脈」は心筋に酸素と栄養を送る重要な経路。虚血性疾患は冠動脈の血管事故によって起こる。

「血栓」はいわば血管内のかさぶたです。プラークがはがれたり破裂したりすると、組織を修復するために血小板や白血球が集まって患部を固めます。大きくなった血栓がはがれて冠動脈をふさいでしまうと、心筋への血流は途絶えてしまうことになります。

狭心症と心筋梗塞の発症のメカニズムに大きな違いはありません。冠動脈がせばまって起こるのが狭心症、冠動脈が詰まって発症するのが心筋梗塞（「梗塞」＝血管が詰まること）です。

狭心症の発作である胸の痛みは、激しい運動をしたり、強いストレスがかかったりして、心臓が多くの酸素を必要とし

狭心症と心筋梗塞の違い

狭心症		心筋梗塞
しめつけられるような痛み	胸の痛み	焼けつくような激烈な痛み
徐々に痛みが強くなる	痛みの出方	突然痛くなる
5～15分でおさまる	持続時間	強い痛みが30分以上続く
冠動脈が せばまった状態	冠《かん》動脈の状態	冠動脈が完全に ふさがれた状態
血流が悪くなる	血流の状態	血流が止まる
一時的な虚血状態	心筋の状態	細胞が壊死する
労作(※)時に 起こることが多い	起こるタイミング	労作(※)とは 無関係に起こる
安静にすると回復する	回復	安静にしていても回復しない

出典／『図解 最新医学でわかった 突然死にならない方法』著・高沢謙二（エクスナレッジ）より

（※）労作とは、坂道や階段をかけのぼったり、運動をしたり、重い荷物を持ったりなど、心臓に負担がかかる行動をとったときを指す。カッと興奮したり、暴飲暴食したり、急に寒い場所に移動したりした場合なども含む。

ているときに起こります。左腕や背中に痛みや圧迫感を生じることもあります。狭心症の初期症状は軽くても、少しずつ悪化します。

心筋梗塞の主な症状は、突然の激しい胸の痛みです。狭心症の発作がごく短時間でおさまるのに対して、心筋梗塞の発作による強い痛みは20～30分から数時間ほども続きます。

発症したら一刻を争う事態。治療がスムーズに行われたとしても、血流が途絶えた心筋は壊《え》死《し》し、元に戻ることはないため、治療後も不整脈（脈の乱れ）や心不全（心臓機能低下）などの合併症を起こすことがあります。

心筋梗塞は、日本人の死因の第2位にランクされるたいへん危険な病気で、年間3万人以上の方が亡くなっています（人口動態統計）。動脈にカテーテルを入れて詰まった部分を広げて心臓への血流を回復する治療が発達したことで、入院後の死亡率は下がった一方、病院に到着する前に亡くなる方はあまり減っていません。一方、狭心症で亡くなることはほぼありませんが、心筋梗塞へ進行する心配があります。

心臓病が怖いのは、血管に問題が起きていても自覚症状がないこと。気がついたときには悪化して致命的な事態に陥らないためには、心臓病の原因となる動脈硬化を予防することがなによりも大切です。

脳血管疾患――脳梗塞、脳出血、くも膜下出血

全身の臓器の中でも、脳はそのほかの臓器とは比較にならない酸素と栄養（エネルギーとなるブドウ糖）を必要とします。酸素の供給が1分間停止しただけで、脳を構成する神経細胞の多くが死滅するほど。人間の脳の重さは、成人で体重の2％ほどなのですが、必要とする血流は、心臓が全身に送り出す血液の約20％にもなります。

脳の血流を絶やさないために、脳には多くの重要な血管が通っています。

脳へ酸素と栄養を運ぶ動脈は、頸椎《けいつい》（首の骨）の中を通る「椎骨動脈」と、喉側を通る「頸動脈」のうちの内頸動脈で、それぞれ左右２本ずつ計４本があります。椎骨動脈と頸動脈は頭蓋内でつながっているため、これら重要な動脈の１本の血流が途絶えても、ほかの動脈から血液が供給されます。この構造をみても、脳への血液供給がいかに重要なのかわかります。

これら４本の動脈は枝分かれして脳の表面全体に広がり、さらに枝分かれして脳の内部に入り込み、血液を脳の組織に送ります。

この重要な血管が血管事故によって、詰まったり破裂したりして脳に障害を与える病気の総称が「脳卒中」です。「脳梗塞」は脳の血管に血栓が詰まって血流が途絶える病気、「脳出血」「くも膜下出血」は脳の血管が破れて出血する病気です。脳卒中の中で最も多い脳梗塞のリスク因子となるのは、虚血性疾患と同様に動脈硬化です。

かつて、日本では高血圧が要因となる脳出血がたいへん多く、脳卒中といえば脳出血を指すほどでしたが、現在では血圧のコントロールで発症を抑えることができる脳出血は減少し、脳卒中の75％を脳梗塞が占めるようになっています。

脳出血、脳梗塞、くも膜下出血

脳出血

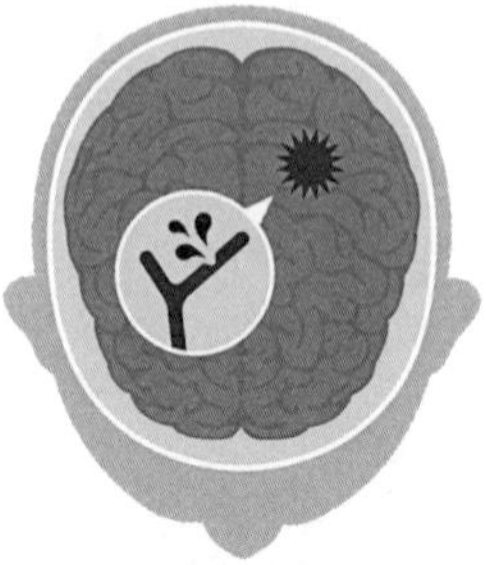

脳内の
細い動脈が破れて
出血して起こる。

脳梗塞

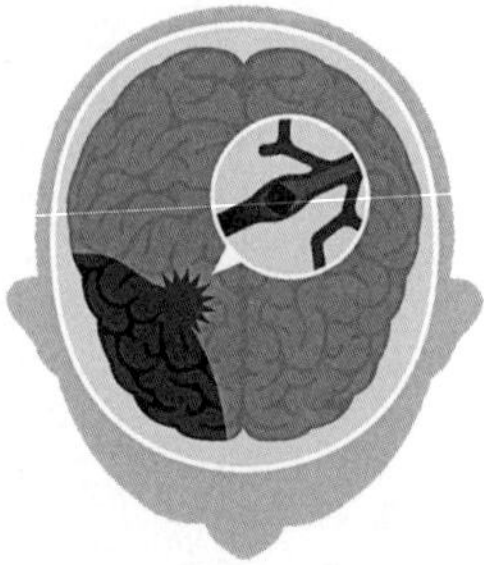

脳内の血管に
血栓が詰まり、
血流が途絶えて起こる。

くも膜下出血

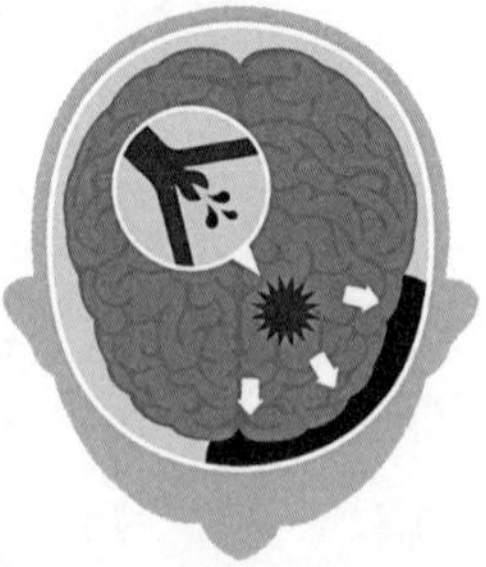

脳内の動脈瘤が破裂し、
「くも膜下腔」に出血が
生じて起こる。

「脳梗塞」は血流に乗った血栓が脳の血管で詰まることによって起こります。酸素と栄養が十分に脳細胞に供給されなくなると、脳細胞の働きは低下。すぐに血流を再開することができれば、脳細胞の働きは戻ることがありますが、血流が途絶えたまま数時間が経過すると、脳細胞は壊死し元に戻ることはありません。

脳の機能障害によって生じる症状は、半身麻痺《まひ》、意識障害、手足の麻痺やしびれ、言語障害、めまい、視野障害、歩行障害などさまざま。大きな血管が詰まると、命にかかわる事態となり、処置がうまく運んでも後遺症が残る可能性は否めません。

「脳出血」は脳内の細い動脈が破れて出血して起こります。動脈から漏れた血液が脳を壊したり圧迫したりすることで、脳梗塞同様にさまざまな障害が生じます。なお、脳出血は脳梗塞よりも後遺症が残ることが多く、発症率は減った反面、死亡率は脳梗塞より高いのが現状。脳出血発症の最大のリスク因子は高血圧です。

「くも膜下出血」は脳内の動脈の分岐部にできた脳動脈瘤《りゅう》が破裂し、脳の表面を覆う「くも膜」の内側「くも膜下腔」に出血が生じた病態です。脳動脈瘤が破裂すると、突然の頭痛や意識障害などが現れます。くも膜下出血を発症すると、残念ながら約半数が死亡し、残り半分には重い後遺症が残ります。リスク因子は高血圧などです。

生活の質にかかわる病気を血流の促進で予防

がん（悪性腫瘍《しゅよう》）

がんは、遺伝子に異常が起こった細胞が無秩序に増殖し、臓器の機能障害をもたらす病気です。

発生した当初のがん細胞は大きな問題を起こしませんが、猛烈に増殖してがん組織（悪性腫瘍）となり、周囲の正常な組織に侵入して破壊します。がんが問題なのは、最初に発生した部位（原発部位）から全身に広がる（転移）ことがあること。こうなると、多くの臓器で機能障害が起こり、命にかかわることになります。

がん細胞の発生は、細胞が分裂する際に生じる遺伝子の異常によって起こるとされています。遺伝子の異常が起こる理由はさまざまで、遺伝子の突然変異、発がん物質への曝露《ばくろ》（さらされること）、特定のウイルスへの感染など多くの理由で起こると考えられています。

発がん物質には、さまざまなものがありますが、発がん物質にさらされた人すべてが、がんになるわけではなく、発症リスクは多くの要因に左右されます。これを端的にいえば、同じように発がん物質にさらされても、遺伝的にがんになりにくい人、がんになりにくい生活を送っている人がいるということです。

健康な人でも毎日数千個といわれるがん細胞が生じているといわれています。がん細胞が生まれても、増殖したり転移したりする前に、免疫系がその細胞の異常を認識して破壊すれば、がん細胞は完全に除去され、がんが発症することはありません。

がん化した細胞をターゲットにするのは、免疫細胞の一種であるリンパ球の「ＮＫ（ナチュラルキラー）細胞」や「キラーT細胞」です。リンパ球は副交感神経優位で増えて発熱時に活性化し、ウイルスに感染した細胞や、がん細胞などを壊して増殖・感染を防ぎます。その逆に、ストレスなどによって交感神経優位の状態が続き体温が下がると働きは悪くなります。

ＮＫ細胞は深部体温37℃以上で正常に働きます。また、**がん細胞を自滅に導いている細胞内小器官「ミトコンドリア」が正常に働くのも37℃以上です。**

一方、がん細胞は低酸素・低温を好むことがわかっています。

がん細胞が低酸素状態で腫瘍化することを明らかにしたのは、ドイツの生理学者で1931年にノーベル生理学・医学賞を受賞したオットー・ワールブルクです。

細胞が長期間、低酸素状態にさらされると、ごく一部の細胞は酸素を使わない解糖系エンジンを働かせ生き延びようとします。がん細胞です。低酸素状態は、血流の低下によって起こります。低酸素によって生まれるがん細胞の増殖をあと押しするのが低体温です。

放射線治療が発見される前のがんの治療法は、熱性疾患の原因菌などを注射し39℃ほどの発熱を起こす治療でした。それほど、がんは熱に弱い組織なのです。

ここまで説明したことをまとめると、副交感神経を優位にし体温を高めれば、がん細胞を排除するNK細胞やキラーT細胞、ミトコンドリアの働きがよくなるだけでなく、がん細胞が発生・増殖しにくい体内環境が整うということです。

ストレスはがん発症のリスクを高めることもわかっています。過度におそれることなく、正しく病気を理解し、予防を心がけること――**血流の促進、低体温の解消、自律神経の調整は、がんの予防にも有効**なのです。

糖尿病と合併症

糖尿病は、膵臓《すいぞう》から分泌されるホルモン「インスリン」が十分に働かなくなったり不足したりして、血液中のブドウ糖（血糖）が増えてしまう病気です。

私たちが食事から取り込んだ栄養素の一部は、体内でエネルギーとして利用しやすい糖に変換されて腸から吸収され、その後、血流に乗って体のあらゆる臓器や組織へ届けられます。

膵臓の重要な役割の１つが血糖量を調整すること。これに直接関与するのがインスリンで、血糖が細胞に取り込まれる手助けをしています。インスリンの効き目が悪くなったり、膵臓からの分泌量が減ったりすると、十分な血糖が細胞に取り込まれず、血液中には使われなかった血糖が漂い続けることになります。

その結果、起こるのは体中の組織のエネルギー不足。糖尿病が進行すると、「体重の減少」「倦怠感」が現れるのはこのためで、このほかの症状に「喉の乾きによる多飲」「尿の回数の増加」などがあります。なお、糖尿病の初期には症状が出ることはほとんどなく、進行してから自覚されます。

自覚症状が出にくいため放置されやすく、血糖の濃度（血糖値）が高い状態が長期間継続すると、高濃度の糖にさらされた毛細血管が傷ついて各種の合併症につながります。目の毛細血管が損傷すれば、「糖尿病網膜症」による視力低下・失明、腎臓の毛細血管が傷めば、「糖尿病性腎症」「腎不全」による人工透析、「神経障害」から細胞の壊死による手足の切断など、非常に重い状態にいたることがあり、生活の質を著しく低下させるおそれがあります。

糖尿病は完治することがありませんから、予防がなによりも大事なことはいうまでもありません。そして、発症したら症状の進行をできるだけ遅らせること。

糖尿病の予防・症状改善に純正重炭酸温浴はたいへん有効です。**血流が増えると、インスリンの効果が高まり（インスリン抵抗性の改善）、血糖値は低下**します。また、血糖コントロールが悪いと進みやすくなる動脈硬化の進行の抑制、温熱効果で作られるヒートショックプロテインによる組織の修復も期待できます。

症状が進行している場合、高濃度の血糖によって傷ついた毛細血管をケアし、重い合併症を併発させないためにも、純正重炭酸温浴が有効であることをぜひ知っていただきたいと思います

認知症――アルツハイマー病

病的な要因で認知機能が低下する「認知症」の原因疾患は複数あります。その中でも、最もよくみられる病気が「アルツハイマー病」、日本人の認知症の7割弱を占める「アルツハイマー型認知症」は、脳内に異常タンパク「アミロイドβ」が蓄積されることによって発症します。

異常タンパクであるアミロイドβは、30～40代から脳内に蓄積し始めるといわれ、蓄積し続けたアミロイドβの毒性によって神経細胞が死滅し、多くは60代以降に認知症となって現れます。

高血圧と動脈硬化はアミロイドβの蓄積を加速させ、質のよい睡眠が、この異常タンパクの脳外への排出を促すことがわかっています。

加齢による脳の老化を食いとめ、アミロイドβの蓄積を抑えて認知症のリスクを低減するためには、まず血流を改善して血管を健康に保ち、高血圧と動脈硬化を防ぐこと、そして、リラックス効果の高い純正重炭酸温浴によって、**質のよい睡眠へと導くことが大切**です。

精神疾患――うつ病

気持ちが落ち込んで、なにをしても気が晴れない、なにもやる気がしない――うつ病の典型的な症状です。うつ病が発症すると、このような精神症状や、倦怠感、頭痛、めまいなど、さまざまな身体症状が長期にわたって継続し、日常生活や社会生活に支障をきたすことがあります。「心の風邪」などと呼ばれることもありますが、絶対に軽視してはいけない病気なのです。

うつ病の発症メカニズムは明らかにされていませんが、ストレスが引き金となって発症し、うつ病患者の脳内では神経伝達物質「セロトニン」などの分泌量が減少、血流が停滞することがわかっています。また、うつ病の初期症状として、夜間も深部体温が下がらないことによる不眠が現れることがあり、長期の不眠からうつ病に移行する例も多くみられています。

純正重炭酸温浴による血流改善、体温の概日リズムの回復、セロトニン分泌は、うつ病の予防・症状改善が期待できます。症状が進行すると、日常生活すべてが億劫になる傾向がありますから、軽症のうちに始めるのがポイントです。

アレルギー性疾患――アトピー性皮膚炎など

アトピー性皮膚炎は、皮膚を乾燥や異物の侵入から守る角質層のバリア機能が低下し、さまざまなアレルゲン（抗原）が皮膚に侵入してアレルギー反応を起こすことで発症します。

皮膚のバリア機能は、水道水の残留塩素や毎日体を洗う合成化学洗剤に含まれる化学物質の影響などで低下し、その結果、**体は化学ストレスを受けて皮膚の常在菌バランスが崩れ、免疫機能が異常反応して症状が悪化**します。

アトピー性皮膚炎を改善するために必要なことは、バリア機能を回復させて皮膚の炎症を抑えて常在菌バランスを回復すること。純正重炭酸温浴剤には、ナチュラルな洗浄剤である重曹とクエン酸、残留塩素を中和するビタミンCが配合されていますから、合成化学洗剤を使わずに入浴することができます。

また、ぬるめの不感温浴でも体の芯から温まり、自律神経のバランスの改善、免疫機能や自己治癒力の調整にも効果を発揮しますから、アトピー性皮膚炎だけでなく、免疫反応の過剰反応によって発症するアレルギー性疾患全般の改善が期待できます。

純正重炭酸温浴を用いた全身温熱療法によるさまざまな病気の改善例

ここでは、私がこれまで取り組んできた全身温熱療法による症状改善例の一部を紹介したいと思います。

まず、学会や研究会で口演発表した3人のがん患者さんの症例から。

肺がんで外科切除後、4年で肺両葉に再発を認めた60代の男性では、肝臓の障害と全身湿疹の副作用で抗がん剤を中止し、全身温熱療法を開始したところ、肺の多発転移巣が退縮して腫瘍マーカーは低下し、湿疹も解消しました。NK細胞の増殖能も向上しています。

口腔がんを患った30代男性の場合、週2回の温熱療法と食事療法を併用し、さらに免疫チェックポイント阻害剤（がん細胞が免疫細胞の攻撃を逃れる仕組みを解除する薬剤）投与。温熱療法8回終了後には口蓋の腫脹の縮小が見られました。

また、肝細胞がんと遠隔転移により余命3カ月と診断された70代男性の場合、週2～3回の全身温熱療法にプラセンタ注射併用後、原発巣および転移巣における腫瘍の縮小が顕著で、この方は温熱療法開始後3年間延命されました。

がんの項目で記したように、全身温熱療法による深部体温の上昇はがん細胞の増殖抑制、免疫の増強に効果があるのです。私たちが行った別の臨床研究では、週2回計8回の全身温浴後、がんリスクの低減が認められました。これはがんの発症と再発の予防に純正重炭酸温浴が効果があることを意味します。

『サイエンティフィック・レポート』誌に掲載された研究論文は、純正重炭酸温浴が睡眠の質の向上、ストレス軽減、免疫の増強に効果があることを実証したものでした。私たちがこれまで行ってきた臨床研究においては、このほかに血流促進による深部体温の上昇、血圧の低下・安定、傷んだ細胞組織を修復するヒートショックプロテインの合成、血液中の脂質の適正化などに効果があることがわかっています。

このような作用は、がんのみならずあらゆる病気の症状改善に寄与するもので、これまでの症例では、更年期障害（ホルモン分泌と自律神経バランスの安定）、間質性膀胱炎（炎症抑制と代謝改善、免疫調整作用）、パーキンソン病（エネルギー産生にかかわるミトコンドリアの活性）、花粉症（免疫の調整）、2型糖尿病（耐糖能やインスリン抵抗性の改善）などの疾患で明らかな症状改善が認められました。

治療より予防、薬より自己治癒力

予防医学が世界の潮流

薬は緊急時に命を救う大切なものであることに疑いはなく、医学の進歩で多くの方が救われています。薬の大切さは十分理解したうえで、**現在の医療が世界的に薬を使わない方向に向かっていることに注目**してみましょう。

アメリカのクリフトン・Ｋ・ミーダー医学博士が綴った『ドクターズルール４２５』や、テキサス大学のハワード・ブロディ教授の提唱に応じた米国内科医認定機構（ＡＢＩＭ）が展開するキャンペーン「チュージング・ワイズリー（賢い選択）」は、多剤併用を問題視し、できるだけ薬を処方しないことを推奨しています。

ヨーロッパでは、健康診断で数字を管理し医師が薬でケアした群の死亡率は、医者にも行かず放置した群の死亡率の２・５倍にもなるという疫学研究があります。医学とはなんなのかを考えさせられる事例です。

ヨーロッパなどでは近年、薬を使わず手術を行わずに、生活指導で病気を治す医療が推奨されています。治療より予防を重視する方向にシフトしつつ、ホームドクター制で生活指導や自然療法で病気にならない健康維持が主流になりつつあるようです。

では、日本の医療はどうでしょう。症状がなくても（生活習慣病には初期症状がない病気が多くありますから、この点は仕方がないことでもあるのですが）、数値が悪ければ薬が処方されます。薬剤多用を批判する声はあまり聞こえてきません。**副作用と、体内に残留する化学物質のストレスの影響も考えれば、薬を飲まずにすむならそれに越したことはない**のですが。

免疫の働きを悪くする解熱剤

病原体である細菌やウイルスと戦う免疫細胞の活性を高めるための体の防御反応が発熱です。つまり、解熱剤の使用は免疫細胞の働きを抑えることにつながり、結果的に細菌やウイルスとの戦いを長引かせることになるわけです。

発熱は体の防御本能

発熱の重要な役割

①病原体の増殖を抑制する
ウイルスは低温で増殖しやすい。

②免疫細胞の活性化
免疫細胞の活性は発熱によって高まる。

③免疫応答の促進
免疫機能の働きを促進する。

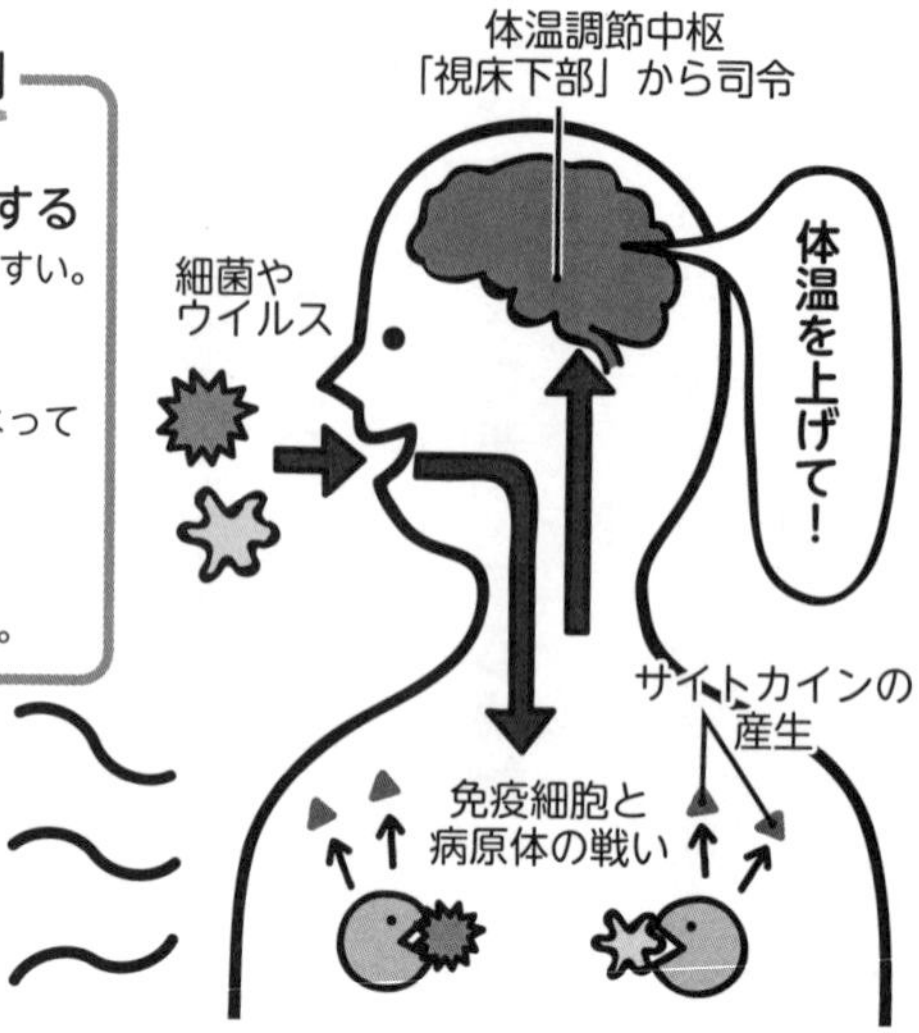
発熱
筋肉が震えて熱の
産生が促される。

解熱剤を使うより、安静を心がけて寝ているほうが自然治癒力を引き出すことにつながります。

　もちろん、39℃以上の高熱で症状がつらいときなど、解熱剤に頼ることを否定するわけではありません。解熱剤の使用は、症状がつらいときや、高熱で障害が起こる危険がある場合にとどめ、自然治癒力に頼るのが賢明な選択といえます。

　そして、高熱を出さずにウイルスに打ち勝つ、あるいは感染しても軽症・無症状ですむようにするためには、**ふだんから血流を促進して低体温を改善すること、高温で活性化する免疫機能を働かせることが重要**なのです。

長期使用は避けたい消炎鎮痛剤やステロイド剤

薬の長期使用によってデメリットをもたらす典型例として指摘されるものに消炎鎮痛剤や降圧剤、ステロイド剤などがあります。炎症による痛みを抑える鎮痛剤は、どのように働いているかご存じでしょうか?

消炎鎮痛剤は痛みをやわらげるために、血流を低下させて炎症反応を抑制します。症状を抑えるだけですから、痛みの原因となっている炎症の根本的な改善にはつながりません。また、消炎鎮痛剤の中でも腰や肩など痛みを感じる部位に貼る湿布薬には、皮膚のバリアを壊す「経皮吸収促進剤」などが配合されていて、皮膚から浸透して痛みを鎮めます。経皮吸収された成分は肝臓の初回解毒を免れて全身を循環するため、血流を停滞させる成分が長く体内に残留することになるのです。

当然、長期間継続使用すれば、慢性的な血流低下を起こすことになります。交感神経を刺激して全身の血流が悪くなって血圧が上がり、動脈硬化を進行させるリスクを高めます。血流低下によって体温を下げることになりますから、免疫機能の低下にもつながります。

そして、消炎鎮痛剤よりさらに血流を低下させる力、消炎作用が強い薬がステロイド剤。**長期使用でリンパ球が減少**することも知られています。

降圧剤の長期使用は脳梗塞を招く

多くの高齢者がずっと**飲み続けている降圧剤も多くの問題が**指摘されています。

高血圧は動脈硬化とともに多くの生活習慣病の要因とされていますが、降圧剤で血流を抑える、あるいは利尿作用のある降圧剤で水分を減らすリスクは小さくありません。単に血圧を下げるだけでは血流が滞って毛細血管は繊維化し、血中の水分を減らせば血液はドロドロになって、かえって動脈硬化を進めることになるからです。

加齢とともに血圧が上がるのは生体として自然な反応です。歳をとると、血管は弾力を失って拡張・収縮しにくくなり全身の血流が停滞するため、心臓は血圧を上げるように働いて血流をよくしようとするからです。

薬剤の乱用を危惧する一部の医師は、降圧剤の長期使用によって血圧を無理に下げると、血圧が下がりすぎて血流が停滞し、血栓が脳の血管に詰まれば脳梗塞、心臓の血管に詰まれば心筋梗塞となり、脳に酸素と栄養が供給されにくくなるために、認知症発症のリスクも高まると指摘しています。

脳の血管の障害によって引き起こされる脳卒中のうち、かつては多かった「脳出血」よりも、血管が詰まる「脳梗塞」が増えて脳卒中の75％を占めるようになったのは、降圧剤の長期使用による弊害ではないかと指摘する声もあります。

東海大学医学部の大櫛陽一教授（論文発表の２００８年当時）らが行った疫学研究では、１６０／１００㎜Hgまで総死亡率および循環器疾患による死亡率の上昇はみられず、脳梗塞は高血圧治療を受けた人に多かったことが示されています。

ヨーロッパにおける多くの研究でも同様の結果が出ています。

降圧剤で高血圧を根本的に治すことはできません。そのうえ、薬の服用を中止すると、再び血圧は上昇します。降圧剤で血圧を正常範囲内に収めるためには、一生その薬を飲み続けることが必要になるのです。

生活の質を下げる副作用のある降圧剤を使わず、高血圧が要因となる生活習慣病を避けるために、健康の基盤を整えることを肝に銘じたいものです。

おわりに——薬を使わない医療は実現可能

私は長年、「温熱療法」に取り組んできました。温熱療法とは、文字どおり温熱を用いた医療のことで、温熱に弱いがんの治療を目的とした「ハイパーサーミア」がよく知られています。がん組織をターゲットにして局所的に温熱を加え、がん細胞を死滅させることを目的とした療法です。

私が主に研究し実践してきた「全身温熱療法」は、局所ではなく体全体を温めて冷えを解消することで免疫機能を健全に保ち、さまざまな不調や病気を改善することを目的としています。体が本来もっている自己治癒力に働きかける統合医療（西洋医学と自然療法を統合した医療）のアプローチです。

全身温熱療法に取り組んできた私にとって、純正重炭酸温浴との出会いは画期的なものでした。純正重炭酸温浴は重炭酸イオンがもたらすＮＯの血管拡張作用によって体に負担をかけることなく血流を促進し、ぬるいお湯でも体の芯から温まります。熱いお湯は交感神経を刺激しますから、この点は自律神経機能の調整という観点からも重要です。通常の温浴をはるかに上回る健康効果が得られるのです。

医師が「治す」のではなく、私たちが本来備えている自己治癒力が高まり「治る」――これが純正重炭酸温浴のすばらしいところです。「長湯式重炭酸温浴NO療法オンラインクリニック」に携わり、純正重炭酸温浴によって不調が改善していく患者さんたちに接していると、改めて自己治癒力の大切さを感じます。

本論で紹介した古代ギリシャのヒポクラテスは、次のようにいっています。

「真に病を治すのは自己治癒力である」

「人は誰でも100人の名医を体の中に持っている。医者はその手助けにすぎない」

これまで発展してきた医療をもってしても、なお根治が困難な多くの生活習慣病によって健康をおびやかされる私たち現代人が心しておきたい真理ではないでしょうか。新たな感染症の世界的流行以来、体を守る免疫機能への注目が高まるなか、病気を防ぐのも治すのも自分自身であり、健康の基盤を確かなものにすることがなによりも大切であることを痛感させてくれます。

そして、つくづくと思うのは予防医療の重要性です。第5章の終わりに記したように、世界は予防医学へと舵を切っています。一方、日本では生活習慣病を予防すれば国家予算を圧迫している社会保障費・医療費の削減につながることが認識されていながらも、医療が大きく変わる気配はありません。

世界有数のすぐれた健康保険制度があるがゆえに、多くの高齢者はちょっとした不調でも病院に通い、薬を処方してもらいます。生活習慣病の治療薬には、病気を根本から治す薬はほとんどありません。その多くは症状を抑える対症療法薬であり、生活習慣病になると、長期にわたって薬を飲み続けることになります。いくら薬を飲んでも根本的な解決策にはならないのです。

長期間の多剤併用は、薬の効果のメリットより副作用のデメリットが上回るという指摘もあります。多くの薬を飲み続けることでむしろ不調になり、また薬を重ねれば体は老化を速めることになりかねません。化学物質だけでなく、薬の残留によって交感神経は四六時中緊張し、ストレスホルモンが体内をめぐれば、さらに老化が加速するのは論理的に推論できることです。薬を飲まずにすむならそれに越したことはないのです。

温熱研究の立場から医療にかかわる者の1人として、日本の医療にも変革のときが訪れると信じていますが、それがすぐに叶うことはなさそうです。だからといって、悲観することはありません。欧米で主流となっている予防を重視し薬を使わない医療アプローチは、純正重炭酸温浴で実現可能なのですから。

純正重炭酸温浴には科学的な裏づけがあります。ノーベル生理学・医学賞を受賞したNOの血管拡張作用研究が基礎にあり、純正重炭酸温浴の血流促進作用の基礎的メカニズムが重炭酸イオンによる血管内皮へのNOの分泌による血管拡張と血流促進であることを証明した研究論文は、国際的な学術誌に掲載されました。純正重炭酸温浴は日本発の世界的な健康法となりえるもの。不調を抱えている方のみならず、健康を維持してよりよい人生を送りたいと考えるすべての方に強くおすすめします。

末尾となりましたが、本書の刊行にご尽力いただきました皆さまに心より感謝の意を表し結びといたします。

2024年12月

奴久妻 智代子

塩素・石けん・シャンプー
すべての病気はお風呂で作られる！
純正重炭酸温浴のススメ

発行日　2025年2月17日

■著者

医学博士

奴久妻 智代子（ぬくづま ちよこ）

1959年生まれ。獣医師、医学博士。北海道大学大学院獣医学研究科修了後、同大学大学院医学研究科にて医学博士学位取得。金沢医科大学熱帯医学研究所（現総合医学研究所）、大阪大学医学部付属動物実験施設、カリフォルニア工科大学Dr. James H. Strauss 研究室等を経てウイルスと宿主免疫の研究に携わるなか、HIV感染症に全身温熱療法を適用することで免疫を維持しながらウイルスの増殖を抑え、AIDSの発症を阻止する試みがアメリカやロシア等で行われていることを知り、ウイルス研究の一環として2000年から全身温熱療法の基礎研究に従事。現在、東京TMクリニックで温浴指導を行うほか、種々の加温法による効果と安全性の研究結果を健康増進に活かすことを目指し、重炭酸温浴法の臨床応用にかかわる研究も行っている。

■企画協力

東京TMクリニック
株式会社ホットアルバム炭酸泉タブレット
株式会社長湯ホットタブ

■カバー・表紙写真提供

株式会社ホットアルバム炭酸泉タブレット

■発行人

笠倉伸夫

■発行所

株式会社笠倉出版社

〒110-8625
東京都台東区東上野2-8-7 笠倉ビル
内容に関する問い合わせ 0120-99-8141
販売 03-4355-1110

■印刷・製本

株式会社光邦

ISBN 978-4-7730-6155-0